Bhari Sharanesha Manjunatha
Niraj Patil

Marcadores da base na mucosa oral normal e no carcinoma de células escamosas oral

Bhari Sharanesha Manjunatha
Niraj Patil

Marcadores da base na mucosa oral normal e no carcinoma de células escamosas oral

ScienciaScripts

Cover image: www.ingimage.com

This book is a translation from the original published under ISBN 978-3-330-08243-4.

Publisher:
Sciencia Scripts
is a trademark of
Dodo Books Indian Ocean Ltd. and OmniScriptum S.R.L publishing group

120 High Road, East Finchley, London, N2 9ED, United Kingdom
Str. Armeneasca 28/1, office 1, Chisinau MD-2012, Republic of Moldova, Europe
Printed at: see last page
ISBN: 978-620-8-15808-8

ÍNDICE DE CONTEÚDOS

INTRODUÇÃO

A membrana basal (BM) é uma fina camada de fibras que reveste o epitélio que reveste as cavidades mucosas e as superfícies dos órgãos, incluindo a pele e o endotélio. O nome é um pouco enganador, na medida em que a membrana basal não é de facto uma membrana; é antes uma matriz por baixo de qualquer epitélio. A membrana basal é o primeiro obstáculo que as células neoplásicas devem atravessar. A membrana basal é a fusão de duas lâminas, a lâmina basal e a lâmina reticular (ou lâmina reticularis). A lâmina reticular está ligada à lâmina basal por fibrilhas de ancoragem de colagénio VII e microfibrilhas de fibrilina. As duas camadas são coletivamente conhecidas como a membrana basal[1] . Os principais componentes da membrana basal são o colagénio IV, a laminina e, em menor proporção, outras moléculas como o perlecano, o nidogénio, a entactina e o colagénio VII.

A membrana basal é também designada por lâmina basal para os estudos ao microscópio eletrónico ou ultra-microscópio, que pode ainda ser dividida em duas camadas. A camada clara, mais próxima do epitélio, é designada por lâmina lúcida, enquanto a camada densa, mais próxima do tecido conjuntivo, é designada por lâmina densa. A membrana da lâmina densa, com densidade de electrões, tem cerca de 30-70 nanómetros de espessura e é constituída por uma rede subjacente de fibrilhas reticulares de colagénio IV, com um diâmetro médio de 30 nanómetros e uma espessura de 0,1-2 micrómetros. Para além do colagénio, esta matriz de suporte contém componentes macromoleculares intrínsecos.

A lâmina densa, cujas fibras de colagénio IV são revestidas com o proteoglicano perlecano, rico em sulfato de heparano.[2] e a lâmina lúcida (constituída por laminina, integrinas, entactinas e distroglicanos) constituem a lâmina basal.

A lâmina lúcida é a estrutura lúcida na microscopia eletrónica que contém a laminina, as integrinas e as enactinas como constituintes principais.

A lâmina densa é a estrutura densa que aparece no microscópio eletrónico e que contém o colagénio IV como principal constituinte.

A membrana basal está organizada em (Fig.1)

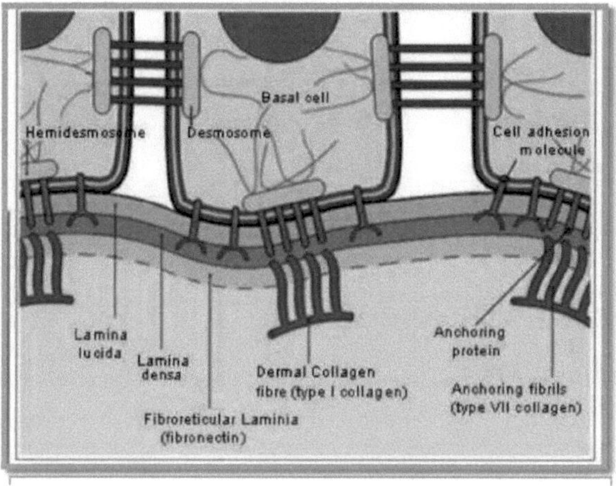

Fig 1- Zona da membrana basal.

[Paulsson M (1992). Basement membrane proteins: structure, assembly, and cellular interactions. Crit. Rev. Biochem. Mol. Biol. 27 (1-2): 93-127]

I] Lâmina Lucida

- laminina
- integrinas
- entactinas
- distroglicanos

II] Lâmina Densa

- colagénio IV (revestido com perlecan, rico em sulfato de heparano)
- colagénio VII (fibrilas de ancoragem)
- fibrilina (microfibrilas)

III] Lâmina fibro reticular

- colagénio III (como fibras reticulares)
- Tecido conjuntivo (interior)

Função e importância

- A principal função da membrana basal é fixar o epitélio ao tecido conjuntivo frouxo (a derme) que lhe está subjacente. Isto é conseguido através do colagénio VII e das adesões célula-matriz através de moléculas de adesão ao substrato (SAMs)

- A membrana basal actua como uma barreira mecânica, impedindo que as células malignas invadam os tecidos mais profundos.[3] As fases iniciais de malignidade que estão limitadas à camada epitelial pela membrana basal são denominadas carcinoma in situ

- A membrana basal é também essencial para a angiogénese (desenvolvimento de novos vasos sanguíneos). Descobriu-se que as proteínas da membrana basal aceleram a diferenciação das células endoteliais.

No carcinoma oral de células escamosas (OSCC), a diferenciação celular na frente de invasão, bem como o modo de invasão, são cruciais para o comportamento do tumor. Por conseguinte, uma análise da matriz extracelular na frente de invasão do CCEO pode melhorar a compreensão das interações célula-matriz do tumor durante o crescimento maligno. A interface epitélio-estroma é delineada por uma estrutura distinta da matriz extracelular, a membrana basal (BM). As irregularidades estruturais da BM do carcinoma, incluindo a perda de material da BM, são conhecidas há já algum tempo. No CCEO, a extensão dos defeitos da MO correlaciona-se com o potencial invasivo e metastático. Nas áreas com defeitos da BM, as células invasoras do carcinoma podem entrar em contacto com a abundante matriz de fibronectina do estroma.

Em geral, a membrana basal é perdida em muitos carcinomas invasivos. A capacidade das neoplasias malignas para destruir a membrana basal tem sido correlacionada com o seu potencial invasivo. A perda de continuidade da expressão da laminina e do colagénio IV pode ajudar-nos no diagnóstico precoce e na previsão do desenvolvimento biológico das lesões orais. As caraterísticas celulares da frente invasiva do carcinoma espinocelular da cabeça e pescoço são mais importantes para a sua invasividade e capacidade metastática e, por isso, incluem mais informação prognóstica. É amplamente reconhecido que as propriedades de invasão local e de metastização do carcinoma estão ligadas a alterações da matriz extracelular (incluindo a lâmina basal).[5] Utilizando microscopia eletrónica e imunohistoquímica, foram identificadas descontinuidades, duplicações, espessamento e coloração intensa e/ou ausente.[6]

As invasões através das membranas basais também ocorrem durante o desenvolvimento normal e o funcionamento do sistema imunitário, em que células fortemente reguladas atravessam as membranas basais para ajudar a construir tecidos e a dispersar células. Os exemplos incluem células trofoblásticas de primatas que rompem a membrana basal subjacente ao endométrio para estabelecer uma placenta funcional[7] , células da crista neural e mioblastos que atravessam as membranas basais durante as suas migrações[8] , rebentos capilares que penetram através da membrana basal dos vasos circundantes para formar novos vasos[9,10] e leucócitos que atravessam a membrana basal perivascular para locais de lesão e infeção[11] .

Esta é uma tentativa de rever a estrutura normal, o componente da membrana basal e os seus marcadores no carcinoma de células escamosas.

COMPONENTES NORMAIS DA MEMBRANA BASAL

A membrana basal é uma matriz extracelular especializada que fornece a estrutura dos tecidos e influencia o comportamento das células. Está presente em todo o corpo e forma compartimentos no interior dos tecidos, separando as células endoteliais e epiteliais do mesênquima subjacente[12] . Além disso, a BM encontra-se normalmente basolateral ao epitélio, ao endotélio, aos axónios dos nervos periféricos, às células adiposas e às células musculares[13-15] . Em geral, a MO é composta por colagénios, perlecan, nidogénios e lamininas. No entanto, as BM individuais diferem na sua composição, o que leva a uma abundância de parceiros de interação diversos e a uma complexidade acrescida. Consequentemente, a BM é crucial para a vida e as mutações nos seus componentes conduzem a uma grande variedade de fenótipos clínicos que afectam diferentes órgãos[12] .

A membrana basal é uma estrutura amorfa, densa, semelhante a uma folha, com 50-100 nm de espessura, que foi identificada por microscopia eletrónica de transmissão[16-21] . Observou-se que era semelhante ao material semelhante à matriz extracelular (ECM) que está normalmente presente em todo o interstício, mas diferia em densidade e estava sempre associada a células[20-22] . Estas importantes observações ultra-estruturais forneceram a primeira pista para a existência de um material especializado semelhante à ECM por baixo das células[24-25] . Em geral, a MB separa o epitélio do estroma de um determinado tecido (FIG. 2). A MB está sempre em contacto com as células e fornece apoio estrutural, divide os tecidos em compartimentos e regula o comportamento das células[26,27] . Os constituintes da MB são grandes moléculas insolúveis que se juntam para formar estruturas em forma de folha através de um processo conhecido como "auto-montagem", que é impulsionado por âncoras e receptores da superfície celular.

Em geral, sabe-se que todas as células produzem constituintes do BM.

Alguns dos principais componentes dos BMs incluem (Fig.2)

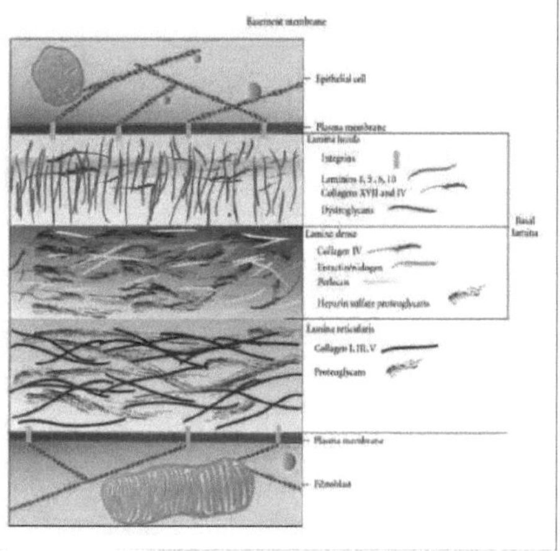

Fig- 2 Membrana basal e seus componentes.

[Paulsson M (1992).Basement membrane proteins: structure, assembly, and cellular interactions. Crit. Rev. Biochem. Mol. Biol. 27 (1-2): 93-127]

Os principais componentes incluem

1) Colagénio tipo IV

2) Laminina

3) Proteoglicanos de sulfato de heparano (HSPGs)

4) Nidogénio/entactina.

5) Syndecan

6) Perlecan

Os componentes menores incluem

1) Agrin,

2) Fibulinas

3) Colagénio tipo XV

4) Colagénio tipo XVIII

A importância da MO foi ainda mais percebida quando várias doenças vasculares genéticas e adquiridas foram associadas a defeitos nos componentes da MO. A complexidade desta estrutura foi ainda mais percebida quando, nos últimos 10 anos, foram identificadas moléculas de BM específicas de cada órgão. Embora, por microscopia eletrónica, todas as BMs possam parecer semelhantes, a sua composição molecular é única em cada tecido. Pensa-se que esta desigualdade bioquímica confere uma especificidade tecidular que é importante para definir a plasticidade das células epiteliais e endoteliais em diferentes órgãos. A compreensão das potenciais diferenças na composição e estrutura das BMs em diferentes órgãos poderia eventualmente revelar como o microambiente celular especifica a funcionalidade de diferentes tecidos. [27]

ESTRUTURA E COMPOSIÇÃO DAS BM'S

A BM é um material altamente reticulado e insolúvel que é um composto de várias glicoproteínas[28-31] . A BM tumoral é significativamente menos reticulada (tanto derivada de dissulfureto como de não dissulfureto) e, por conseguinte, mais suscetível à proteólise, remodelação e renovação. Atualmente, sabe-se que a BM é constituída por cerca de 50 proteínas, embora os colagénios (especialmente o colagénio de tipo IV) sejam os principais componentes, constituindo 50% de todas as proteínas da BM. Diferentes isoformas de colagénio de tipo IV, laminina e HSPG conferem especificidade às BM associadas a diferentes tipos de tecidos. I ![32-35]

Até agora, existem sete isoformas diferentes de unidades de colagénio IV (PROTOMERS) e 12 isoformas diferentes de laminina. Poderiam existir isoformas adicionais, mas todas são "genericamente" referidas como colagénio de tipo IV e laminina, apesar de estas isoformas serem bastante diferentes nas suas propriedades de adesão celular, suscetibilidade proteolítica e capacidade de interagir com outros constituintes da BM.

Da mesma forma, existem várias isoformas de proteoglicanos e nidogénio/entactina, que são diferencialmente expressas em diferentes órgãos. Assim, cada BM tem a oportunidade de reunir diferentes conjuntos de colagénio de tipo IV, laminina, proteoglicanos e nidogénio/entactina, e cada complexo diferente pode desempenhar funções distintas na regulação do comportamento das células endoteliais específicas de cada órgão.[36]

ASSEMBLEIA DE MEMBROS DA ASSEMBLEIA

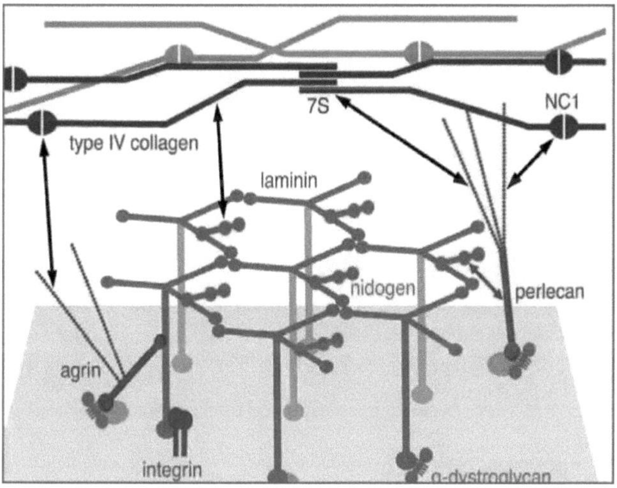

Fig. 3. Desenho esquemático da estrutura molecular de um

Membrana de cave

[Retirado de- Hohenester E,Yurchenco PD. Lamininas na montagem da membrana basal. Adesão e Migração Celular ;janeiro/fevereiro de 2013 7:1, 56-63]

A caraterística mais interessante da BM é a capacidade dos seus componentes de se auto-montarem e formarem uma estrutura em forma de folha [28,29,37]. Os constituintes moleculares da BM contêm toda a informação necessária para mediar a auto-montagem através de sítios de ligação específicos. O colagénio tipo IV e a laminina contêm informação na sua sequência primária que lhes permite iniciar a auto-montagem intermolecular e formar estruturas em forma de folha. Por outro lado, o perlecan, o nidogénio/entactina e outros constituintes da BM não são capazes de formar, por si só, estruturas supramoleculares semelhantes a folhas. Estas observações levaram à eventual descoberta de que o colagénio de tipo IV e a laminina formam estruturas independentes que interagem entre si[38] (FIG. 3). As interações entre as redes de colagénio de tipo IV e de laminina são, no entanto, facilitadas pelo nidogénio/entactina. Até à data, foram identificados dois tipos diferentes de nidogénio/entactina, e ambos parecem promover a formação de redes. Estudos demonstraram que as lamininas, o perlecano, o nidogénio/entactina, as fibulinas e o colagénio de tipo XVIII podem interagir entre si[38] (FIG. 4).

Assim, as proteínas da superfície celular, como as integrinas (especialmente as integrinas βl) e os distroglicanos, facilitam a deposição inicial de polímeros de laminina, através de interações específicas do local, e depois os polímeros de colagénio do tipo IV associam-se aos polímeros de laminina na superfície celular através da ligação nidogénio/entactina. Esta estrutura fornece então locais de interação específicos para outros constituintes da MO interagirem e gerarem uma MO totalmente funcional (FIG.4). Este modelo indica que as BMs são ativamente sintetizadas e montadas à medida que interagem com as proteínas da superfície celular. Ao mesmo tempo, em cada etapa de montagem, as células estão a receber mensagens funcionais importantes. Pouco se sabe sobre a montagem de BMs na vasculatura tumoral, ou porque é que estes vasos são geralmente permeáveis. No entanto, estudos recentes lançaram luz sobre o papel dos colagénios associados ao BM na regulação da angiogénese e da progressão do cancro.[13]

A revisão que se segue abordará em pormenor a estrutura e a função de cada componente da membrana basal na mucosa oral normal e no carcinoma de células escamosas.

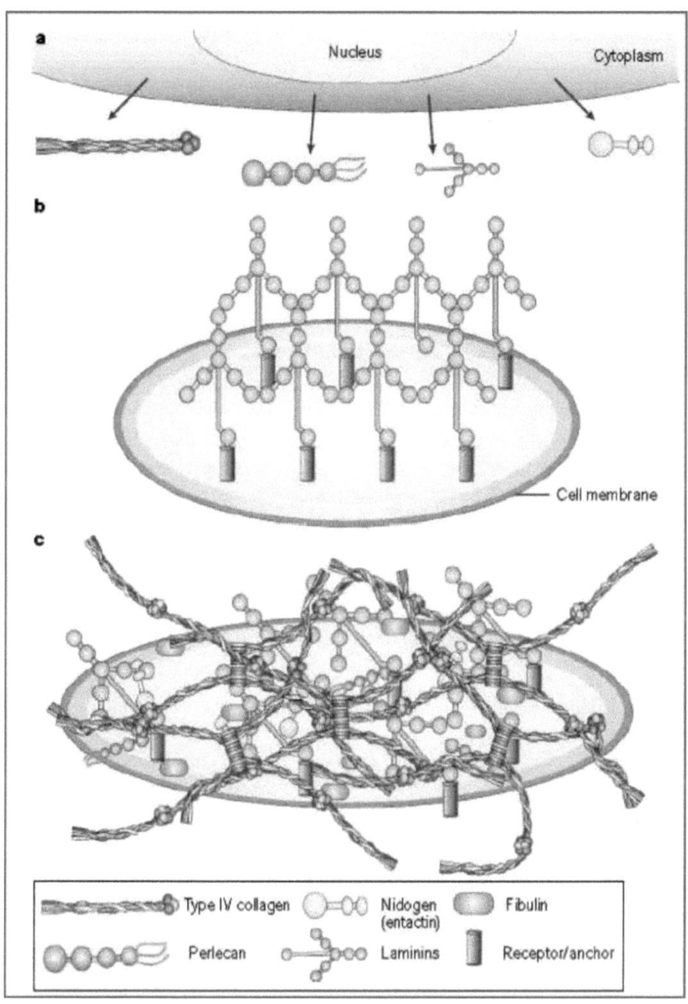

Fig 4- Apresentação esquemática da formação do andaime da membrana basal no exterior da célula.

[Extraído de Kalluri R, Basement membranes: Structure, assembly and role In tumor angiogenesis. Nat rev cancer.2003;3(6),422-33]

REVISÃO DA LITERATURA

COLÁGENO

O colagénio tem sido estudado extensivamente por um grande número de laboratórios de investigação desde o início do século XX th[39,40]. Os colagénios são produzidos por vários tipos de células e distinguem-se pelas suas composições moleculares, caraterísticas morfológicas, distribuição, funções e patologias. O colagénio é a única molécula proteica triplamente helicoidal que forma a maior parte da matriz extracelular. É a proteína mais abundante no corpo humano, representando 30 % do seu peso seco, e é importante para a saúde[41,42]. Como o colagénio forma os blocos de construção das estruturas do corpo, qualquer defeito no colagénio resulta em perturbações[43].

COLÁGENO IV

O colagénio tipo IV é o constituinte mais abundante da MO. Este colagénio distinto é também designado por "colagénio formador de rede", devido à sua capacidade de se auto-montar em redes organizadas (Fig. 5). Esta propriedade torna-o diferente dos colagénios fibrilares (colagénio dos tipos I, II e III).[44] Forma o principal constituinte da lâmina densa, a partir do qual as fibrilhas de ancoragem, denominadas colagénio VII, se fixam e se incorporam em áreas semelhantes a placas na lâmina densa. O colagénio de tipo IV encontra-se normalmente apenas na MO, mas, durante a patogénese, está associado à fibrose do órgão ou do tumor e acumula-se no interstício do tumor. Estudos realizados por Kuhn *et al.* e Timpl *et al.*[45] em tumores Engel Holm-Swarm demonstraram que a formação da rede de colagénio de tipo IV é crucial para a estabilidade e montagem da MO. A complexidade e a grande dimensão das BMs resultam numa estrutura altamente reticulada e insolúvel em soluções fisiológicas(fig Foram identificadas seis cadeias a diferentes de colagénio de tipo IV, existindo combinações possíveis de trímeros.[45]

O colagénio tipo IV é comum a todos os BMs dos mamíferos ao longo do desenvolvimento e da idade adulta. É o único outro componente, para além da laminina, que forma um polímero. (Fig. 7 e Fig. 8)[39]

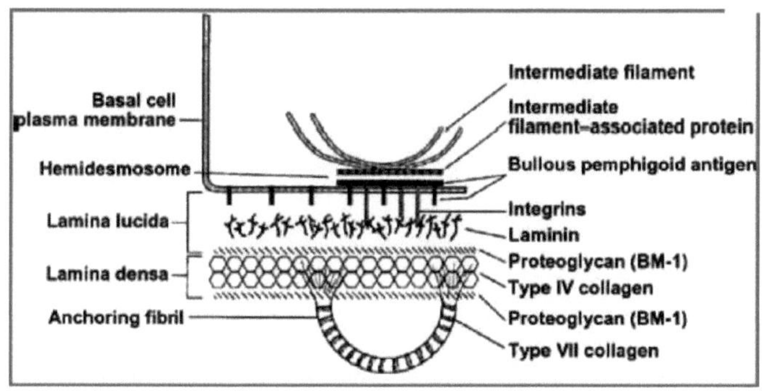

Fig. 5. Tipos de colagénios e sua localização na base camadas de membrana.

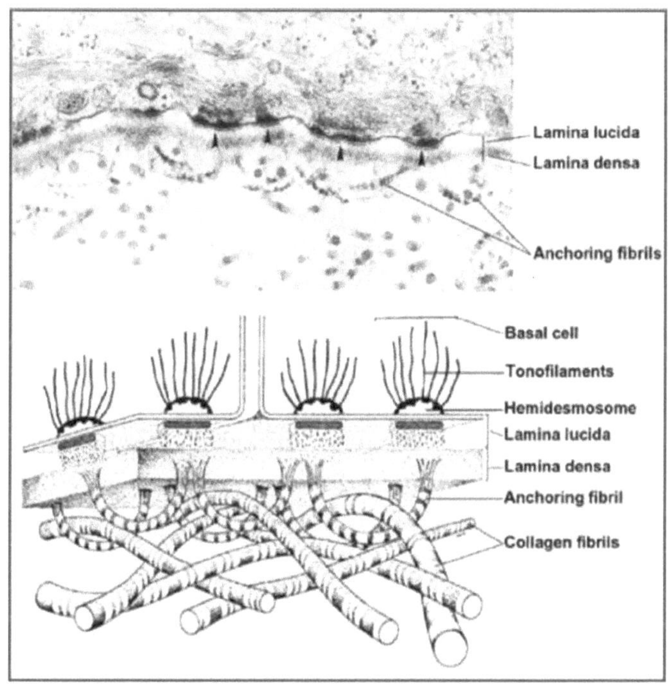

Fig 6- Ultra-estrutura das camadas da membrana basal

[Fig. 5 e 6. Retirado de Nanci A, em Oral histology: developement, structure and functions. Squire CA, Finkelstein MW (Eds) Oral mucosa, Mosby 2003, St. Luis, Missouri: p352].

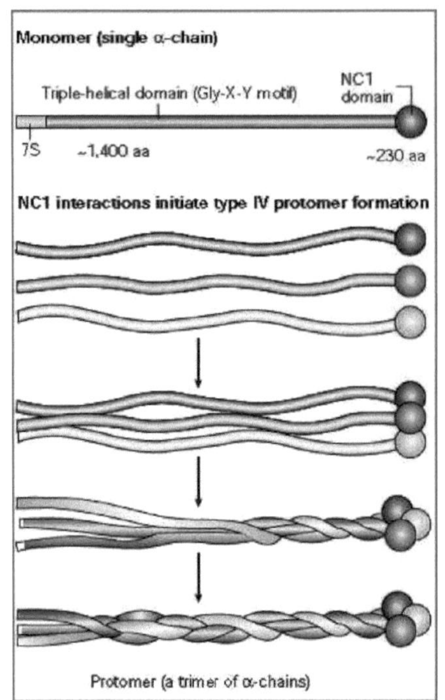

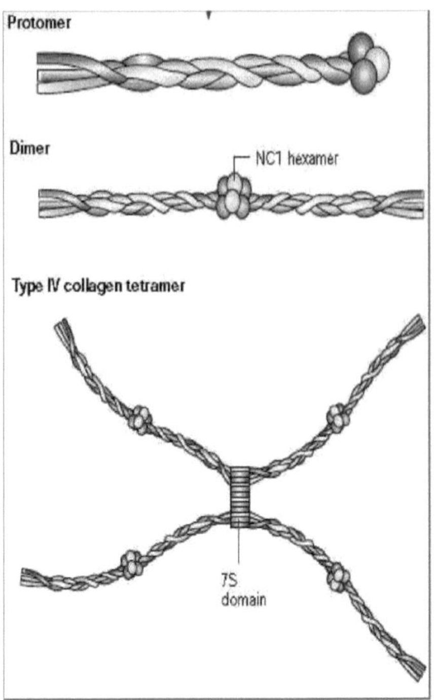

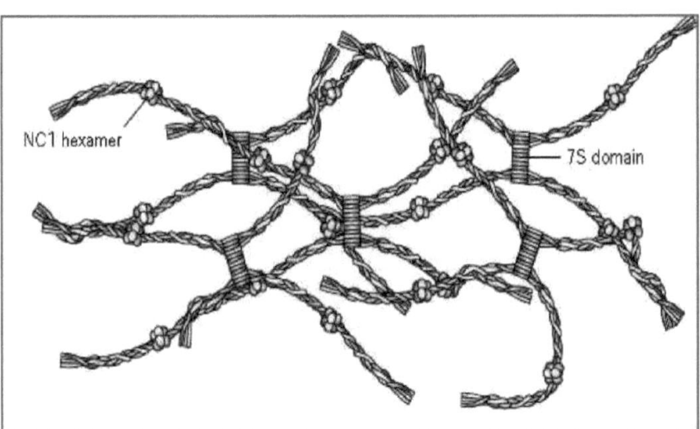

FIG-7-Formação da superestrutura de colagénio IV.

[Extraído de Kalluri R, Basement membranes: Structure, Assembly and role In tumor angiogenesis. Nat rev cancer.2003;3(6):422-33]

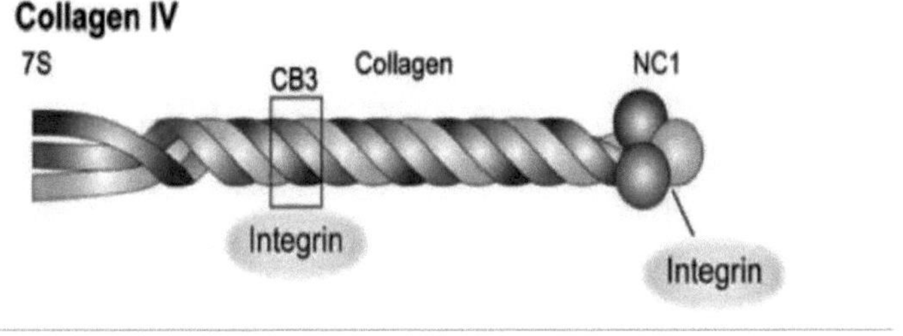

FIG 8- Diagrama esquemático dos colagénios da membrana basal (BM).
(Retirado de T V Agtmael & Leena Bruckner-Tuderman, Basement membranes and human disease. Cell Tissue Res 2010;339:167 188)

COLAGÉNIO VII

Muitas membranas basais têm uma camada extrínseca fibrilar subepitelial, que contém as fibras de colagénio de tipo I e de tipo III. As moléculas de colagénio adicionais que estão associadas a algumas, mas não a todas as membranas basais, são as fibras de tipo V, VI e VII. Entre estas, as fibras do tipo VII formam o principal constituinte das fibrilas de ancoragem, que fixam o epitélio aos tecidos conjuntivos subjacentes.

O colagénio VII está predominantemente localizado na zona da membrana basal epidérmica, na lâmina densa e na sub-lâmina densa, e provém principalmente dos queratinócitos epidérmicos. Fornece suporte estrutural e estabilidade à zona basal epidérmica. A sua importância para a estabilidade da zona da membrana basal é evidente em doenças.[47]

As fibrilhas de ancoragem de colagénio VII são um componente da Zona da Membrana Basal (BMZ). São parte integrante da rede de ancoragem supracelular que liga o epitélio à matriz extracelular (ECM). Esta rede é constituída por filamentos intermédios de células colunares e basais ligadas entre si por desmossomas. Os filamentos intermédios das células basais (citoqueratina 5 e 14) estão depois ligados aos hemidesmossomas, que estão ligados à lâmina densa pela laminina 5. As fibrilas de ancoragem de colagénio VII fixam-se à laminina 5 na lâmina densa e as fibras de colagénio I na lâmina reticular completam a rede de fixação epitelial. [48,49]

LAMININA

As lamininas são uma família de macromoléculas multifuncionais, omnipresentes nas membranas basais e representam as proteínas glicolares estruturais não colagénicas mais abundantes das matrizes extracelulares altamente especializadas[50] . Chung AE et al[51] foram os primeiros a identificar a laminina. No entanto, Timpl R e Rohde H[52] isolaram a primeira isoforma da laminina e caracterizaram-na como uma importante proteína não colagénica.[52,53]

As lamininas desempenham um papel central na formação, arquitetura e estabilidade das membranas basais. Além disso, as lamininas podem tanto separar como ligar diferentes tecidos, ou seja, os tecidos conjuntivos parenquimatosos e intersticiais. As lamininas também fornecem às células adjacentes um suporte mecânico e informações biológicas, quer diretamente, através da interação com componentes da superfície celular, quer indiretamente, através do aprisionamento de factores de crescimento. Ao fazê-lo, desencadeiam e controlam as funções celulares[50] . Distribui-se exclusivamente na porção epitelial da membrana basal na lâmina lúcida. É química e imunologicamente distinta e funciona como uma glicoproteína adesiva que liga a célula epitelial à célula, ao colagénio de tipo IV e à membrana basal.[53-55]

ESTRUTURA DA LAMININA

O aspeto mais importante da aprendizagem da função e do papel da Laminina (LM) é, em primeiro lugar, conhecer e compreender a sua estrutura. A LM é uma molécula diversa com uma estrutura única. É constituída por três cadeias que se enrolam umas nas outras, formando uma cruz ou uma forma em T (Fig. 9). No ponto em que se encontram, as cadeias formam um domínio de bobina enrolada que é talvez a caraterística mais distintiva do LM. As cadeias são designadas por α, β e γ porque cada uma tem a sua própria função. Cada molécula de LM possui um de cada tipo de cadeia. Todas as lamininas são heterotrímeros compostos por uma das cinco cadeias α, uma das três cadeias β e uma das três cadeias c. De todas as combinações possíveis, um total del6 isoformas de laminina foram caracterizadas bioquimicamente [50]

Esta variação é o que confere à LM a sua diversidade. Cada isoforma do LM pode consistir numa combinação das cadeias e, por isso, recebe o nome correspondente.

. Conforme discutido abaixo, os domínios do terminal N da laminina (LN) são essenciais para a polimerização da laminina e a montagem da BM. Oito das 16 isoformas de laminina não têm um complemento completo de domínios LN e prevê-se que este facto limite a sua capacidade de formar homopolímeros.

PAPEL DAS LAMININAS NA FORMAÇÃO DA MEMBRANA BASAL E ESTABILIDADE

Embora o colagénio IV formador de redes, um componente estrutural abundante das membranas basais maduras, confira estabilidade à lâmina basal[56,57] , a laminina desempenha um papel essencial na formação da membrana basal devido a múltiplas interações consigo própria e com outros componentes

Recentemente, a diversidade estrutural e biológica das lamininas começou a ser elucidada através da seleção de genes e da identificação de defeitos das lamininas em doenças humanas adquiridas ou hereditárias. Os fenótipos daí resultantes realçam o papel fundamental das lamininas na determinação da heterogeneidade das funções da membrana basal[50] . Observou-se um aumento da intensidade da marcação com ouro imune para a laminina na lâmina densa da membrana basal do tumor em todos os espécimes.

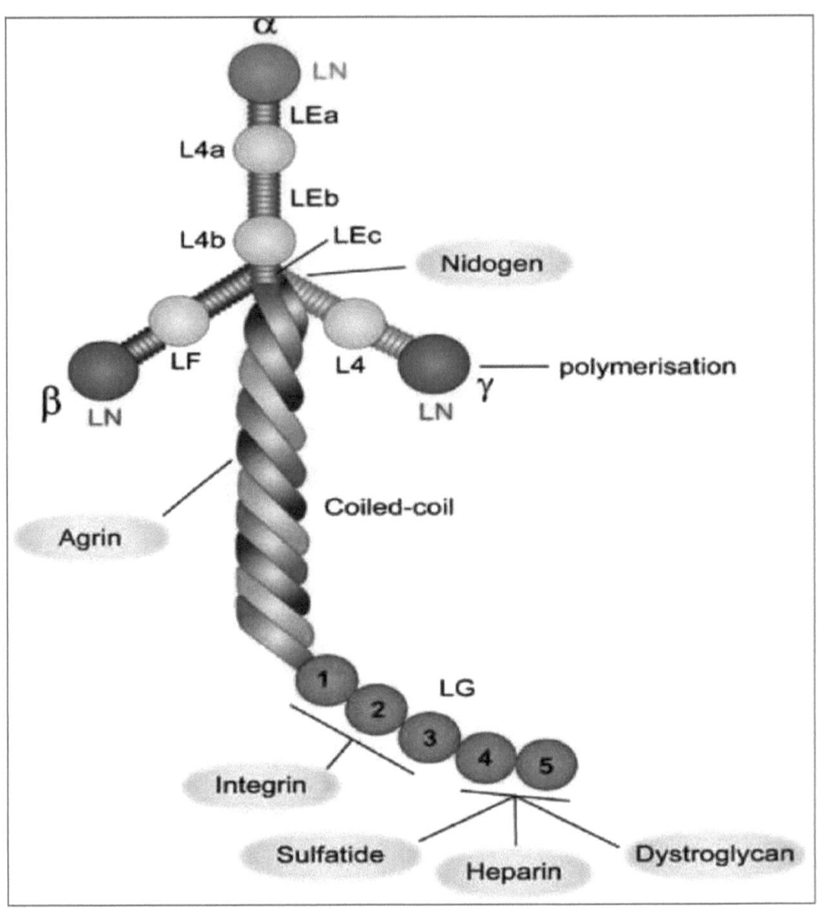

Fig. n.º 9
Retirado de Monique Aumailley, Neil Smyth. O papel das lamininas na função da membrana basal. J. Anat. 1998;193:1-21

SYNDECAN

Os sindecanos são uma família de proteínas estreitamente relacionadas (sindecan-1-4) codificadas por quatro genes diferentes, que interagem com componentes da matriz extracelular, com outros componentes da superfície celular ou mesmo com factores de crescimento[58] . Os sindecanos são uma família de receptores de proteoglicanos de sulfato de heparano que se pensa participarem tanto na adesão célula-a-célula como na adesão célula-matriz. Os sindecanos são compostos por uma proteína central, à qual estão ligadas covalentemente cadeias de hidratos de carbono sulfatadas e não ramificadas, os glicosaminoglicanos. As proteínas do núcleo contêm um domínio extracelular, um transmembranar e um intracelular, e as suas sequências de aminoácidos são homólogas, especialmente entre os dois últimos domínios. Os sindecanos interagem com componentes da matriz extracelular, outros componentes da superfície celular e factores de crescimento, incluindo o fator básico de crescimento dos fibroblastos[59,60] . A família dos sindecanos é composta por quatro proteínas estreitamente relacionadas: sindecano-1, sindecano-2 (fibroglicano), sindecano-3 (N-sindecano) e sindecano-4 (anfiglicano, ryudocan), codificadas por quatro genes diferentes. [59]

SINDECAN -1

O sindecano-1 é o membro mais estudado, conhecido por regular a adesão, migração e diferenciação celular. Liga as células através das suas cadeias de sulfato de heparano a uma variedade de componentes da matriz intersticial. O sindecan-1 também contém sulfato de condroitina. Pensa-se que o sindecan-1 funciona como um recetor de matriz que transduz informação entre a matriz extracelular e o interior da célula[61,62] . O sindecan-1 consiste numa proteína central com 310 aminoácidos de comprimento no ser humano e é um proteoglicano de membrana integral do tipo I de 85-92 kDa que liga as células através das suas cadeias de sulfato de heparano a uma variedade de componentes da matriz intersticial, incluindo o colagénio dos tipos I, III e V, o colagénio fibrilar, a fibronectina e a tenascina.[60]

O sindecano-1 é expresso em fases de diferenciação distintas das células linfóides normais. Durante a diferenciação dos linfócitos, o sindecan-1 é expresso apenas quando e onde as células linfóides interagem com o colagénio de tipo I[63] ., ocorrendo assim na superfície celular das células B na fase de células pré-B e das células B imaturas, mas está ausente das células B maduras e reaparece nos plasmócitos[64] . O syndecan-1 pode mediar a adesão das células linfóides à matriz da medula óssea e à matriz intersticial dos órgãos linfóides periféricos. A expressão mais abundante do sindecan-1 no organismo adulto encontra-se nos epitélios escamosos estratificados, como a epiderme, a mucosa oral e a vagina. O sindecano-1 encontra-se nas superfícies basolaterais das células epiteliais, nas células endoteliais dos capilares em formação e nas células mesenquimatosas de condensação embrionária[62,64] . No tecido normal da língua, as camadas basal, supra-basal e inferior de células espinhosas do epitélio foram imunohistoquimicamente positivas para o sindecan-1, e as reacções positivas eram geralmente distintas nas superfícies celulares [58]

Um estudo efectuado por Gattei V. et al. demonstrou que a membrana celular virada para a membrana basal era essencialmente negativa para a coloração de sindecan-1. As células espinhosas superiores e a camada superficial do epitélio não apresentavam reatividade ao sindecan-1. No entanto, não foram encontrados nestes tecidos ligandos matriciais óbvios para o sindecano-1. Por conseguinte, o sindecano-1 pode ter funções diferentes nos epitélios estratificados. A cauda intracelular do sindecan parece combinar o citoesqueleto e os componentes celulares, e a parte extracelular da molécula parece ligar-se a diferentes ligandos. Presumivelmente, o sindecan-1 desempenha um papel importante em funções celulares como a proliferação, a adesão célula-matriz e célula-célula[65] . A interação entre as células e a matriz extracelular é importante para a manutenção da arquitetura e do crescimento normais das células, mas é especialmente importante durante o desenvolvimento embrionário, envolvendo interações morfogenéticas entre diferentes tipos de células. A expressão do sindecan-1 é altamente regulada no desenvolvimento, o que sugere que o sindecan-1 é uma das moléculas que participam em interações morfogenéticas recíprocas durante o desenvolvimento embrionário[66] . Durante o desenvolvimento do dente do rato, o sindecan-1 é induzido pelo epitélio dentário primitivo no mesênquima condensado, mas depois desaparece e volta a localizar-se nas células epiteliais[67] . Embora tenha havido muitas investigações, a função do sindecan é ainda largamente desconhecida.

CADERNO

A adesividade intercelular é mediada por uma família de glicoproteínas denominadas caderinas. Como componente transmembrana, são compostas por três segmentos:

a) Um domínio extracelular, envolvido na ligação homofílica dependente de Ca++ a células adjacentes responsáveis pela interação Cadherin-cadherin.

b) Um domínio trasmembranar de passagem única.

c) Um domínio citoplasmático altamente conservado que se associa ao filamento de actina, servindo assim para ligar o exterior da célula ao citoesqueleto.[68]

A família das caderinas inclui outros membros:

1. Epitelial-caderina (E-cad), localizada principalmente nas junções aderentes da zónula.
2. Neural-caderina (N-cad)

3. caderina placentária (P-cad).

Em particular, a P-cad é uma proteína homóloga à E-cad; enquanto a E-cad está envolvida nas junções intercelulares do tipo adherens dos queratinócitos, a P-cad é detectada na superfície de contacto célula-célula dos queratinócitos basais. A expressão de P-cad nos tecidos epiteliais parece identificar populações de células com atividade proliferativa, e a sua expressão diminui à medida que as células sofrem diferenciação. [69,70]

E - CADERNO

A E-caderina é uma proteína de superfície celular dependente de cálcio das junções aderentes que ancoram as células epiteliais orais umas às outras. É ela que facilita a adesão entre as células epiteliais (Fig. 10).[71,72] A E-caderina é caracterizada por longos domínios citoplasmáticos e extracelulares, que criam interações homofílicas entre células adjacentes para facilitar a adesão, a E-caderina de superfície ancora as células umas às outras e liga-se ao citoesqueleto *através da* p-catenina.[73] A perda ou o sequestro da E-caderina no núcleo prejudica a adesão célula-célula e liberta a p-catenina, que se transloca para o núcleo para induzir a transcrição de genes de transição epitélio-mesenquimal, como o TWIST.

[74,75]

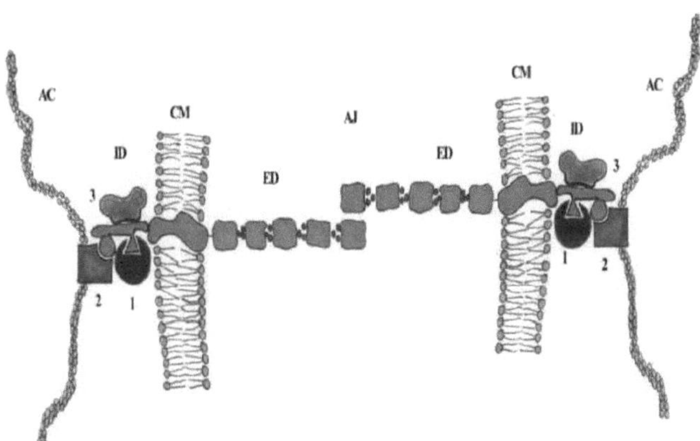

Figura 10- Ilustração esquemática da E-caderina na junção aderente.

É apresentado o homodímero de E-caderina nas membranas citoplasmáticas de células adjacentes. A região justa-membranar com as moléculas em interação também é apresentada. CM membrana citoplasmática; AJ junção aderente; ED-domínio extracelular; ID domínio intracelular; AC citoesqueleto de actina; 1-beta-catenina; 2-alfa-catenina; 3-p120.[8]

PAPEL DA E-CADERINA NA MEMBRANA BASAL NORMAL

A expressão da E-caderina no desenvolvimento embrionário é muito precoce, na fase de duas células. A diferenciação epitelial e a polarização (processos fundamentais para a diferenciação celular) ocorrem no início da ontogenia, na fase de mórula, quando o embrião se compacta e cada célula se polariza ao longo do seu eixo apicobasal para gerar um fenótipo semelhante ao epitelial. A E-caderina desempenha um papel importante na adesão dos blastómeros e na capacidade de compactação do embrião inicial. A E-caderina é expressa na membrana mesmo antes de ocorrer a compactação da mórula, é distribuída de forma não polar e não apresenta função adesiva.[76]

No que diz respeito à estrutura e integridade normais do tecido epitelial adulto, a caderina-E também está envolvida na sua manutenção e homeostasia. Como já foi referido, a sua função reside principalmente na formação de junções aderentes.[77]

A adesão mediada por caderinas é um processo dinâmico que é regulado por várias vias de transdução de sinal. Há também provas de que as caderinas não são apenas alvos de vias de sinalização que regulam a adesão, mas podem elas próprias enviar sinais que regulam processos celulares básicos, como a migração, a proliferação, a apoptose e a diferenciação celular. A imagem de uma molécula de adesão individual a desempenhar a sua função, ou de uma cascata de sinalização linear a jusante, é um esquema algo abandonado. Em vez de se separarem e dividirem em domínios distintos, pensa-se atualmente que os mecanismos celulares de sinalização e adesão são mecanismos estreitamente ligados, em que os componentes têm funções duplas (ou mais) e se interligam numa rede estrutural de sinalização. O exemplo mais claro é a interação recentemente descoberta da E-caderina com o recetor do fator de crescimento epitelial (EGFR).[78]

Foi referido que a P-cad é um marcador precoce de mau prognóstico e que a expressão anormal ou inexistente da P-cad pode constituir uma marca de comportamento agressivo no CCEO. O possível papel exercido pelas caderinas na carcinogénese humana foi sugerido por uma série de estudos. As alterações da expressão das caderinas estão associadas à perda de diferenciação celular, à aquisição de um fenótipo invasivo, a um mau prognóstico em muitos tipos de cancro e à recorrência local precoce.[69]

NLDOGEN-1 (ENTACTINA)

Todas as BM contêm nidogénio e expressam nidogénio 1 e nidogénio 2, que são glicoproteínas sulfatadas. Embora em alguns MO, como os rins e os vasos sanguíneos, ambas as proteínas se co-localizem, a expressão do nidogénio 2 é geralmente mais restrita do que a do nidogénio 1[79] . Os nidogénios são constituídos por três domínios globulares ligados por domínios em forma de bastonete ou de segmentos finos[79] , que podem interagir com componentes da MO e receptores de integrina (Fig. 11). Constituem cerca de 10% da proteína da membrana e são química e imunologicamente distintos da laminina. A capacidade de se ligarem ao perlecano, à laminina e ao colagénio de tipo IV[81] levou originalmente à hipótese de que os nidogénios actuam como uma ponte essencial entre os componentes da MO[79] .

O nidogénio-1 (entactina) é uma glicoproteína que se liga com elevada afinidade à cadeia C1 da laminina e que, além disso, contém locais de ligação para o perlecano e o colagénio de tipo IV.

No entanto, a hipótese de que o nidogénio serve como a principal ponte entre as redes de laminina e de colagénio de tipo IV não foi apoiada por provas genéticas e de desenvolvimento. Assim, deve haver outro mecanismo geral para realizar esta importante função, actuando em conjunto com o nidogénio ou na ausência de uma ponte de nidogénio. Pelo menos algumas das funções do nidogénio são mediadas pelos seus parceiros de interação. A eliminação do local de ligação do nidogénio na laminina γ 1 demonstrou que as funções do nidogénio mediadas pela laminina são importantes para o desenvolvimento dos pulmões e dos rins, tendo sido observada agenesia renal em ratinhos[82] . O perlecano desempenha um papel na sinalização do fator de crescimento. A observação de BM defeituosas nestes modelos mostra que o nidogénio 1 e a interação laminina-nidogénio não são necessários para a formação de BM, mas são necessários para a manutenção de BM específicas, mas não para outras BM[83-85] . A necessidade do nidogénio para a função da ME pode depender da composição de cada ME e/ou da compensação por outras proteínas da ME. A investigação detalhada de modelos animais deverá permitir a elucidação desta importante questão e poderá identificar processos de doença putativos causados por anomalias do nidogénio, uma vez que, até à data, não foram descritas mutações do nidogénio em doenças humanas.

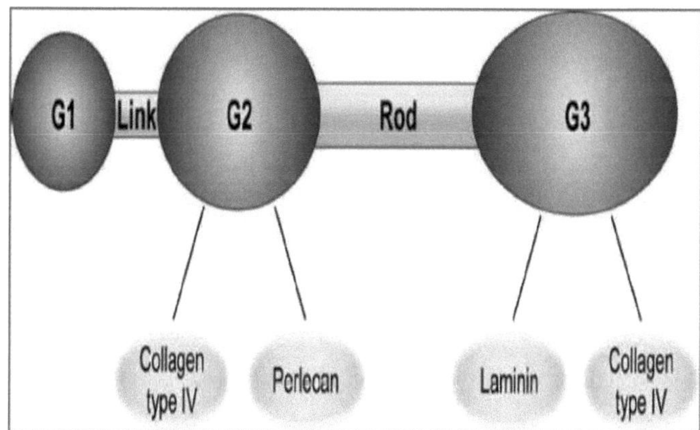

Figura ll.O nidogénio é constituído por domínios globulares.

Agtmael V & Bruckner-Tuderman L, Basement membranes and human disease (Membranas basais e doenças humanas). Investigação de Tecidos Celulares 2010;339:167-488

PERLECAN

O perlecano é um grande proteoglicano de sulfato de heparano (HSPG2) que está presente na BM. Pode também ser encontrado à superfície das células e em tecidos como a cartilagem e o estroma do tecido conjuntivo[86,87] . Foram identificados numerosos parceiros de ligação, incluindo outros componentes da MB (nidogénio e colagénio tipo IV), integrinas e factores de crescimento (Fig. 12), que podem estar subjacentes a algumas das funções do perlecano, tais como a sinalização de células e de factores de crescimento, a direção do crescimento de neurites, o sinal de internalização de ligandos e a manutenção da MB[87] . O perlecano é constituído por cinco domínios (Fig. 12). O domínio I é o local de ligação das cadeias de sulfato de heparano, enquanto o domínio II é homólogo ao domínio de ligação do recetor de lípidos de baixa densidade. O domínio III tem módulos de domínio semelhantes à laminina e repetições semelhantes ao fator de crescimento epidérmico (EGF), ao passo que o domínio IV é importante para a integração da BM através da ligação a outros componentes da BM[88] . O domínio C-terminal V contém o fragmento de endorepellin[86] .

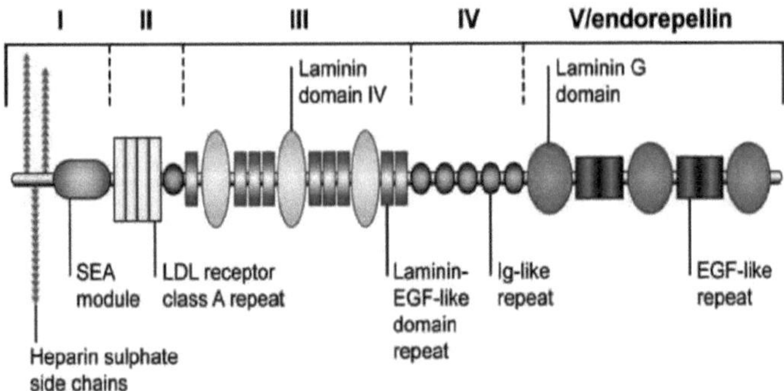

Fig 12- Representação da estrutura do perlecano.

[Retirado de-Willem M, Miosge N, Halfter W, Smyth N, Jannetti I, Burghart E,Timpl R, et al. A ablação específica do local de ligação do nidogénio na cadeia gamal da laminina interfere com o desenvolvimento dos rins e dos pulmões. Development2002; 129:2711-2722]

No entanto, foi demonstrado nos últimos anos que o perlecano está distribuído não só na membrana basal, mas também no espaço estromal de várias condições fisiopatológicas. [89,90] Histopatologicamente, esses espaços estromais, que contêm depósitos abundantes de perlecano, são caracterizados por um aspeto mixoide[91,92] . Tanto as células parenquimatosas como as células do estroma parecem estar activas na proliferação do tecido mixoide, uma vez que estes tecidos com aspeto mixoide estão inevitavelmente associados a tecido de granulação imaturo[91-93] ou a frentes invasivas ou focos de proliferação de tecido neoplásico[94,95] . Mais recentemente, foi demonstrado que o perlecano é rico em tecidos epiteliais, como os órgãos do esmalte do germe dentário e os ameloblastomas, nos quais os espaços intercelulares são proeminentes[96] . Assim, considera-se que a aparência mixoide é causada pela deposição de perlecan onde as moléculas de água se acumularam, e que esses tecidos mixóides ricos em perlecan têm alguma vantagem para a proliferação celular. [97]

MÉTODOS UTILIZADOS PARA ESTUDAR A MEMBRANA BASAL:

A membrana basal na coloração de rotina com hematoxilina e eosina (H&E) confere uma linha de cor rosa e o mesmo ao colagénio, bem como aos tecidos dérmicos/mucosos, e não cora todos os componentes da membrana basal. Para além dos métodos convencionais de coloração das membranas basais, são utilizados alguns corantes especiais, como o ácido periódico de Schiff (PAS) e a reticulina, que podem corar não só a lâmina basal, mas também estruturas externas a esta. Por exemplo, muitas membranas basais têm uma camada externa fibrilar "extrínseca" conhecida como lâmina reticular (figura 13). [98]

Os vários métodos utilizados para estudar a membrana basal e os seus componentes são os seguintes

- Coloração periódica de ácido de Schiff (PAS)
- Reticulina
- Análise ultra-estrutural por microscópio eletrónico
- Microscopia imunoelectrónica
- Microscopia eletrónica de transmissão
- Técnicas imunohistoquímicas

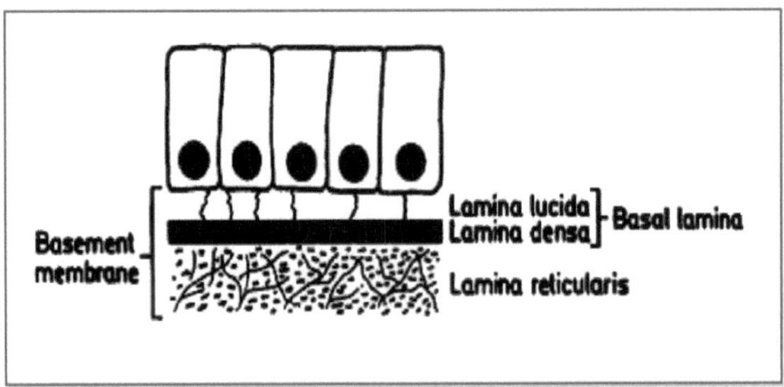

Figura 13: Representação esquemática da membrana basal epitelial

(Retirado de-Terue I, Hiroko IY, Kazufumi O, Jun C, Takashi S. Intraepithelial expression de perlecano, um proteoglicano de sulfato de heparano do tipo da membrana basal, reflecte a presença de

Mais recentemente, a caraterização bioquímica e a produção de anticorpos contra diferentes constituintes da membrana basal permitiram a aplicação de técnicas imunohistológicas a este problema. Esta técnica tem a vantagem, em relação à análise ultra-estrutural, de permitir a recolha e o exame rápidos de volumes muito maiores de tecido. Tanto os estudos ultra-estruturais como os imuno-histológicos demonstraram que, em geral, há perda e fragmentação da lâmina basal nos tumores malignos de origem epitelial e mesenquimal.[99] As primeiras investigações utilizaram técnicas de coloração como o PAS e a reticulina. [100] O advento do microscópio eletrónico permitiu um exame ultra-estrutural detalhado da lâmina basal em tumores e condições inflamatórias. [99-103] À microscopia ótica, não é possível determinar estes diferentes componentes da lâmina basal. Os métodos imuno-histológicos demonstram que os anticorpos dirigidos contra os constituintes de qualquer uma destas estruturas dão origem a uma delimitação da membrana basal ao microscópio ótico. A composição heterogénea das membranas basais foi demonstrada pela produção de anticorpos monoclonais com reatividade selectiva para as membranas basais em diferentes locais.[104,105]

ESCOLHA DO MARCADOR

Para o estudo imunohistológico da lâmina basal, é preferível utilizar um anticorpo dirigido contra uma proteína que seja ubíqua nesta estrutura e que esteja confinada a esta estrutura. Deve também ser possível demonstrar que a delimitação imuno-histológica da lâmina basal à microscopia ótica se correlaciona com a distribuição da lâmina basal observada ultra-estruturalmente.[106] No entanto, o colagénio de tipo IV, a laminina e a fibronectina podem normalmente ser demonstrados de forma eficaz por técnicas imuno-histológicas em tecido fixado em formalina e embebido em cera de parafina, digerido enzimaticamente. [107,108] Embora a maioria dos anti-soros policlonais contra estas proteínas deva permitir a sua visualização em tecidos processados por rotina, alguns anticorpos monoclonais não são reactivos nestas condições. Isto pode ser explicado pela perda de imunoreactividade de alguns epítopos de uma proteína, mas não de todos, durante o procedimento de fixação ou inclusão.

PAPEL DOS COMPONENTES DA MEMBRANA BASAL NA CARCINOMA ORAL DE CÉLULAS ESCAMOSAS

A interface epitélio-estroma é delineada por uma estrutura de matriz extracelular distinta, a membrana basal. A membrana basal é o primeiro obstáculo que as células neoplásicas devem atravessar. Em geral, a membrana basal é perdida em muitos carcinomas invasivos. As irregularidades estruturais da BM dos carcinomas, incluindo a perda de material da BM, são conhecidas há já algum tempo. No CCEO, a extensão dos defeitos da MO está correlacionada com a invasão e o potencial metastático. Nas áreas com defeitos da MO, as células invasoras do carcinoma podem entrar em contacto com a abundante matriz de fibronectina do estroma. [109] A capacidade das neoplasias malignas para destruir a membrana basal tem sido correlacionada com o seu potencial invasivo e a perda de continuidade da expressão da laminina e do colagénio IV pode ajudar-nos no diagnóstico precoce e na predileção do desenvolvimento biológico das lesões orais.[110] A invasão do cancro envolve uma série de alterações no comportamento das células, em particular alterações na motilidade e na produção de enzimas que irão decompor o tecido circundante. Embora os tumores invasivos possam manter a sua capacidade de síntese dos constituintes da membrana basal, a montagem é frequentemente defeituosa e outras perdas podem dever-se à diminuição da síntese ou ao aumento da renovação dos componentes da membrana basal estimulados por proteases derivadas de células tumorais. [111] No carcinoma oral de células escamosas, a diferenciação celular na frente de invasão, bem como o modo de invasão, são cruciais para o comportamento do tumor.[112] Estes parâmetros pertencem à chamada nova classificação de malignidade, que produz um melhor valor prognóstico do que o sistema convencional de classificação de fronteiras. Por conseguinte, uma análise da matriz extracelular na frente de invasão do carcinoma espinocelular oral pode melhorar a compreensão das interações entre as células tumorais e a matriz durante o crescimento maligno. É amplamente reconhecido que as propriedades de invasão local e metástase do carcinoma estão ligadas a alterações da matriz extracelular (incluindo a lâmina basal).[113]

COLAGÉNIO: A perda de colagénio VII foi detectada em tumores altamente diferenciados, enquanto a falta de colagénio IV foi associada à diminuição da diferenciação das células tumorais[114] . A redução do colagénio tipo IV, em particular, sugere que a perda de continuidade da membrana basal subepitelial está associada à natureza progressiva do CEC.

A marcação com imunogold para o colagénio tipo IV da lâmina basal epitelial nos carcinomas revelou uma expressão variável, principalmente na lâmina densa, com um nível de intensidade inferior ao observado para a laminina nos carcinomas[115] .

LAMININA; A presença ou ausência de coloração da laminina em diferentes graus histopatológicos do carcinoma oral de células escamosas indica uma interação inquestionável entre o tumor e o tecido hospedeiro, um fator importante que reflecte o parâmetro biológico da agressividade do tumor. Estudos adicionais sobre os diferentes tipos de laminina e outros componentes da membrana basal poderão fornecer informações úteis em termos de prognóstico[116] . Os casos de carcinoma de células escamosas bem diferenciado mostraram uma maior expressão de laminina na membrana basal da ilha tumoral e uma menor perda de continuidade em comparação com os casos de carcinoma de células escamosas pouco diferenciado, o que sugere uma maior degradação enzimática dos componentes da membrana basal do que o carcinoma de células escamosas pouco diferenciado. Por conseguinte, a expressão de laminina na membrana basal pode ser um parâmetro útil para avaliar a diferenciação histológica e a agressividade do tumor. A ausência de coloração está associada a um mau prognóstico.[117,118]

Os papéis da laminina citoplasmática -5γ2 na invasão de células cancerígenas foram:

- A acumulação de laminina5γ2
- A promoção da invasão tumoral.

A expressão da laminina 5γ2 indicou alta atividade migratória e a mesma tendência foi observada na borda do carcinoma de células escamosas oral, invasão precoce do carcinoma de células escamosas oral e frente do carcinoma de células escamosas oral. [119]

PERLECAN: O perlecan é sintetizado por células germinativas com aparência de chamadas parabasais, que são as principais células constituintes da displasia epitelial, e que o perlecan é depositado no espaço intercelular das células epiteliais displásicas para servir a sua proliferação. [120]

A extensão da expressão de perlecano das células parabasais para as camadas de células espinhosas com a gravidade das alterações displásicas parece corresponder

geralmente com crescimento extensivo de células basalóides dentro da faixa de displasia epitelial. Este resultado sugere que as células basais podem ser consideradas como as células mais primitivas do epitélio da mucosa oral e que as células basais, que não expressam perlecan em condições normais, devem ser interpretadas como células aparentemente diferenciadas que se encontram alinhadas numa fila na membrana basal e em interface com o tecido conjuntivo da lâmina própria. Várias linhas de evidência por imunohistoquímica demonstraram que as células basais expressam moléculas específicas da membrana celular, tais como as integrinas[121] , o recetor de interlucina 1 de tipo II[122] , o fator de crescimento epidérmico[123] e o fator de crescimento de fibroblastos (FGF)[124] . Ligações diferenciais de lectinas em

As células basais também foram demonstradas na displasia do epitélio oral[125] e epitélio escamoso que reveste os quistos da mandíbula. Estes factos podem indicar que as células basais devem ser distinguidas em termos de várias funções aparentes.[126]

Assim, é razoável considerar que as células em proliferação nas displasias epiteliais não se diferenciam como queratinócitos normais, mantendo as suas caraterísticas primitivas ou de células parabasais. Pensa-se que a imunolocalização do perlecano na fronteira celular sugere possivelmente a sua localização efectiva no espaço intercelular das células epiteliais, uma vez que o perlecano é uma molécula de matriz extracelular (EMC) e não se pensa que seja montada na membrana celular[37] .

Uma vez que os depósitos intercelulares de perlecano se tornam mais aparentes ou irregulares com o aumento dos graus de displasia, a biossíntese de perlecano parece ser acelerada no processo de transformação maligna das células epiteliais, que ainda estava limitado à camada epitelial. Como resultado do aumento da deposição intercelular de perlecan, o espaço intercelular foi aparentemente alargado, o que pode ser interpretado histopatologicamente como "perda de aderência intercelular", que está listada nas 13 alterações histológicas que podem contribuir para o diagnóstico de displasia epitelial na classificação da OMS[127] . O alargamento dos espaços intercelulares na displasia epitelial foi assinalado por Sakia et al.[128] . O estudo ultra-estrutural indicou que as células epiteliais displásicas exibiam espaços anormalmente amplos entre as projecções citoplasmáticas, com desmossomas formados apenas nos ápices destas projecções. A separação crescente das células epiteliais foi também quantitativamente demonstrada no processo de carcinogénese experimental da bolsa da bochecha do hamster[129] . Os depósitos intercelulares de perlecan podem resultar numa diminuição do número de desmossomas e de junções comunicantes, o que foi demonstrado por Kocher et al[130] em lesões pré-cancerosas e carcinomatosas da pele, bem como das mucosas oral e do colo do útero.

Outra possível função do perlecano intra-epitelial é sugerida como sendo um espaço para a migração de células intra-epiteliais, tais como linfócitos e macrófagos, incluindo as células de Langerhans, que se encontram normalmente distribuídas na camada epitelial das mucosas orais e que se pensa que patrulham os estímulos imunitários da cavidade oral.

No entanto, o seu mecanismo molecular de migração intra-epitelial é pouco conhecido, embora o seu espaço intercelular alargado possa facilitar a infiltração de células inflamatórias em ninhos de células epiteliais em proliferação, como sugerido por White & Gohari[131] . É óbvio que as moléculas da MEC são necessárias na migração celular como substratos para a adesão e o rolamento, podendo estar no espaço do tecido conjuntivo. Por conseguinte, é bastante interessante investigar mais aprofundadamente o papel do perlecano intra-epitelial como substrato para a mobilidade de células imuno-responsáveis.[130-132]

SYNDECAN; Em estudos anteriores, verificou-se que a expressão do syndecan-1 está correlacionada com a malignidade em vários tecidos, incluindo o colo do útero e o esófago[1311]. Vários relatórios sobre o carcinoma da cabeça e do pescoço sugeriram que a expressão reduzida de sindecan-1 está associada ao prognóstico destas neoplasias[132,133].

A localização anatómica pode influenciar a expressão do sindecan-1 no carcinoma espinocelular (CEC), uma vez que estudos anteriores examinaram este tipo de cancro em vários locais de tecido da cavidade oral[133]. Além disso, avaliaram a relação imunohistoquímica positiva ignorando os padrões de expressão. No entanto, a reação imunitária ao sindecan-1 foi localizada apenas nas membranas celulares e não no citoplasma. Nenhum estudo demonstrou se o sindecan-1 está ou não associado ao modo de invasão, embora a invasão esteja correlacionada com o comportamento maligno e o prognóstico [131]

Foi relatado que uma acentuada regulação negativa da expressão de sindecan-1 está associada a alterações displásicas no epitélio oral. Kurokawa *et al.* (2003)[133] também encontraram uma correlação significativa entre a regulação negativa da expressão de sindecano-1 e o grau de displasia epitelial oral. Também foi registada uma regulação negativa nos CEC da cabeça e do pescoço em comparação com a expressão no epitélio normal correspondente, sugerindo que o sindecan-1 era um marcador útil para avaliar lesões pré-malignas da região da cabeça e do pescoço. O sindecan-1 foi descrito como um fator de prognóstico para a progressão e sobrevivência do tumor em vários tipos de tumores malignos, o que sugere uma estreita correlação da expressão do sindecan-1 com malignidade e metástases[132].

Em geral, as células transformadas são frequentemente caracterizadas por uma secreção abundante de sindecan-1, o que resulta na formação de metástases I[134,135] ! Estudos anteriores associaram os níveis de sindecan-1 ao prognóstico e sugeriram o sindecan-1 como um candidato a biomarcador do potencial maligno dos tumores da cabeça e do pescoço. Além disso, Inki *et a/*(1994).[132] demonstraram que a expressão de sindecan-1 estava associada ao tamanho do tumor e ao grau histológico, e que os tumores com um grau histológico fraco expressavam o sindecan-1 em níveis mais baixos.[136,137]

Estudos recentes *in vitro* indicaram que o sindecan-1 desempenha um papel na inibição da invasão celular e na supressão do crescimento de linhas celulares de carcinoma.

Estudos anteriores mostraram que a redução da imunorreactividade para o sindecan-1 nas células do CEC oral estava associada ao tamanho do tumor, sugerindo que o sindecan-1 contribui para o seu comportamento maligno, incluindo alterações no crescimento e na capacidade invasiva. A redução da expressão de sindecan-1 foi associada à atividade proliferativa (expressão de Ki-67). I ![131,138]

CADERINA; A regulação negativa da E-cad está diretamente relacionada com a invasividade e a progressão de muitos tumores epiteliais humanos, incluindo o OSCC, desempenhando um papel crítico no desenvolvimento do cancro e nas metástases. É agora aceite que a caderina-E pode limitar a invasão das células tumorais.

A perda da caderina-E ou a sua disfunção conduz a um aumento da motilidade e da capacidade de invasão das células cancerosas, e a transfecção do cDNA da caderina em células cancerosas deficientes pode inverter o fenótipo invasivo e reduzir a tumorigenicidade.[139] No caso do CEC humano bem e moderadamente diferenciado, os estudos revelaram que, em geral, a expressão modesta mas variável da caderina-E é preservada à medida que as lesões avançam através dos estádios pré-maligno, invasivo e metastático[140-143].

Em alguns estudos com CEC da cabeça e do pescoço humanos, verificou-se uma perda de expressão da caderina-E durante a progressão do tumor e as lesões metastáticas tendiam a ter níveis reduzidos deste recetor de adesão[144].

Assim, as células tumorais, possivelmente sob estimulação de citocinas, poderiam desacoplar temporariamente as caderinas, permitindo assim a ocorrência de metástases distantes, seguidas de reexpressão da caderina. Em alternativa, o complexo juncional E-caderina pode estar presente, mas de alguma forma defeituoso (devido a cateninas disfuncionais), permitindo uma dissociação fácil das células invasivas após estimulação por factores como a interação integrina-ECM e/ou a ativação por citocinas. Verificou-se recentemente que a N-caderina é expressa num subconjunto de CEC orais e noutros tumores e parece induzir alterações na morfologia e na invasão[145,146].

Também se verificou que, em certos carcinomas, a N-caderina regula a resposta de dispersão, possivelmente através do recetor FGF-4[147]. Tanto as integrinas como as caderinas utilizam componentes comuns do citoesqueleto, que incluem o conjunto citoplasmático de actina. A competição pela actina por parte das integrinas poderia perturbar a funcionalidade do sistema de caderina, conduzindo à dissociação e invasão celular[148].

Estudos recentes sugerem um modelo através do qual as duas famílias de adesão, a integrina e a caderina, contribuem para regular a invasão e a motilidade das células tumorais. Os níveis de caderina são regulados por múltiplos mecanismos[149].

Os investigadores que utilizaram agregados tridimensionais de células epiteliais escamosas demonstraram que esses rearranjos intercelulares podem ser desencadeados pela ativação de 31 integrinas após a sua ligação à MEC. Em substratos não aderentes, os agregados multicelulares (MCA) formaram-se rapidamente através de complexos juncionais de E-caderina e, ao longo do tempo, transformaram-se em esferóides compactados que exibem um fenótipo mais epitelial. O contacto célula-célula através da formação de MCA induziu a elevação dos níveis de E-caderina. Depois de as MCAs terem sido novamente colocadas em substratos de cultura revestidos com ECM (uma matriz elaborada por células epiteliais escamosas), os esferóides colapsaram para dar origem a monocamadas de células bem organizadas, que depois perderam as junções célula-célula e se dispersaram. No entanto, durante a remodelação do MCA para monocamadas e células migratórias individuais, os níveis de E-caderina diminuíram rapidamente. Estes resultados apoiam um mecanismo através do qual o envolvimento de pares específicos de integrina-ligando regula as adesões caderina-juncional durante eventos comuns à morfogénese epitelial e à invasão tumoral.

Estes resultados levaram à hipótese de que a ativação da integrina por ligandos específicos induz a rutura da adesão intercelular, favorecendo assim a motilidade. Especificamente, os dados sugerem um modelo (fig. 14) no qual as ilhas de células do CEC oral formam adesões intercelulares competentes que tendem a restringir a invasão e a promover um fenótipo epitelial diferenciado.

Em resposta a estímulos locais, que podem incluir a ativação de integrinas e a estimulação transitória por factores de motilidade/crescimento, as células iniciam a penetração da matriz circundante através da elaboração de proteases e do envolvimento de receptores de integrinas, seguido da rutura das junções de caderina e da remodelação focal do tumor. À medida que as células tumorais se remodelam e afrouxam as suas junções de caderina, a estabilidade das caderinas é alterada e o nível de estado estacionário muda à medida que o equilíbrio é deslocado no sentido da sua degradação. Isto leva a uma redução da capacidade de formação de adesão célula-célula e promove a continuação da invasão/metástase.[143]

Eventualmente, os factores locais de motilidade esgotam-se, a invasão abranda e a adesão célula-célula é então favorecida. A formação de contactos intercelulares adjacentes leva à estabilização da caderina e o nível global do recetor é elevado, aumentando ainda mais a adesão e a compactação célula-célula. É interessante notar que a agregação celular das células do CEC oral provoca uma mudança para um fenótipo celular mais normal, com níveis elevados de caderina e níveis reduzidos de integrina. A proliferação de células intra-tumorais continua e são estabelecidas novas colónias tumorais até se iniciar a próxima ronda de invasão. [150]

A expressão da E-caderina está diminuída durante o desenvolvimento embrionário, a fibrose tumoral e a progressão do cancro. Nas células epiteliais orais, a partir das quais se desenvolve o carcinoma de células escamosas da cabeça e do pescoço (CECP).[150]

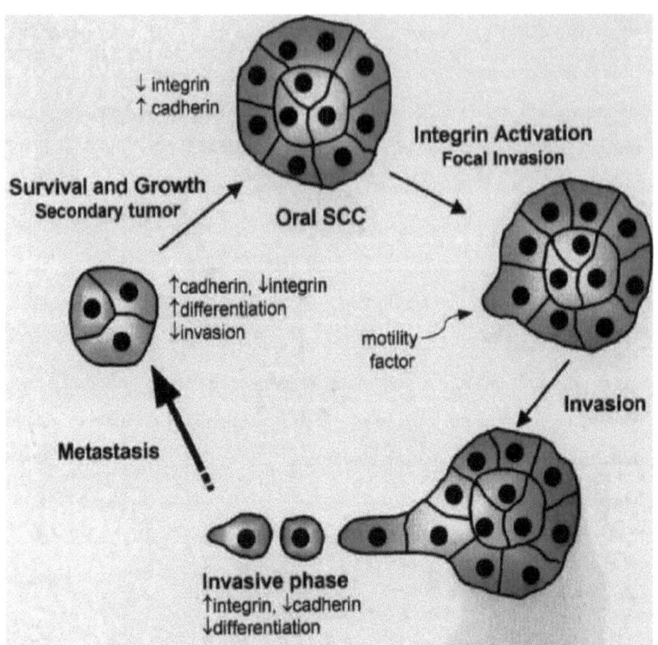

Fig 14- Os receptores de adesão regulam a invasão tumoral.

(Retirado de Barry L Ziober, Sol S. Silverman, Jr e Randall H. Kramer, Adhesive Mechanisms Regulating Invasion and Metastasis in Oral Cancer CROBM 2001;12: 499.

Vários estudos demonstraram uma redução da E-caderina no CECP, com níveis mais baixos de E-caderina em tumores pouco diferenciados. A expressão da E-caderina é semelhante entre os tumores primários e as metástases, talvez devido à transição epitelial mesenquimal (MET) nos tumores metastáticos. [141]

A utilização da expressão da E-caderina para personalizar a terapia anti-CECP tem sido explorada. A expressão mais elevada de E-caderina está correlacionada com uma melhor sensibilidade aos inibidores da EGFR-tirosina quinase A mudança de "E-caderina para N-caderina", que ocorre durante o desenvolvimento embrionário e a progressão do cancro, é utilizada para monitorizar a transição epitelial mesenquimal (EMT). No CECP, a expressão elevada de N-caderina está correlacionada com comportamentos malignos, como um padrão de invasão de alto grau e células cancerosas pouco diferenciadas. A alternância de caderina (elevada expressão de N-caderina e baixa expressão de E-caderina) foi observada em 30 dos 80 casos e correlacionou-se com invasão e metástases nos gânglios linfáticos, bem como com caraterísticas de EMT.

Assim, a mudança de caderina pode ser um evento crítico na progressão do HNSCC através da EMT.[149]

RESUMO E CONCLUSÃO

A membrana basal é uma matriz extracelular associada às células, subjacente aos epitélios e endotélios e que rodeia as fibras nervosas periféricas, os músculos e as células adiposas. A membrana basal regula a estrutura dos tecidos, a função celular e actua como barreira entre os compartimentos dos tecidos[152]. A membrana basal contém laminina, colagénio de tipo IV, nidogénio e proteoglicanos que, em conjunto, formam estruturas densas semelhantes a folhas com cerca de 50 a 400 nm de espessura[153-155], o que sugere que esta estrutura é uma forma antiga de matriz. Os tumores de origem epitelial, também conhecidos como carcinomas, representam 90% de todos os cancros[156]. A disseminação metastática destes cancros é a causa mais comum de morte[157,158]. Quando os tumores de origem epitelial metastizam, a primeira barreira que as células invasoras ultrapassam é a membrana basal subjacente ao epitélio. As células livres atravessam o tecido conjuntivo do estroma, uma matriz extracelular gelatinosa rica em proteoglicanos que rodeia as glândulas e os vasos sanguíneos, e depois atravessam as membranas basais dos vasos sanguíneos ou linfáticos para se dispersarem nesses vasos, um processo conhecido como intravasamento[159]. Durante o extravasamento, as células invasivas atravessam novamente a membrana basal vascular para novos tecidos, onde podem formar micro metástases[8]. As invasões através das membranas basais também ocorrem durante o desenvolvimento normal e o funcionamento do sistema imunitário, em que as células fortemente reguladas atravessam as membranas basais para ajudar a construir tecidos e a dispersar células. Apesar da função de barreira significativa das membranas basais, as células invasivas adoptaram estratégias bem sucedidas para atingir e romper repetidamente esta matriz densa e altamente reticulada.[160]

Em geral, a membrana basal é perdida em muitos carcinomas invasivos. A capacidade das neoplasias malignas para destruir a membrana basal tem sido correlacionada com o seu potencial invasivo. A perda de continuidade da expressão da laminina e do colagénio IV pode ajudar-nos no diagnóstico precoce e na previsão do desenvolvimento biológico das lesões orais. As caraterísticas celulares da frente invasiva do carcinoma espinocelular da cabeça e pescoço são mais importantes para a sua invasividade e capacidade metastática e, por conseguinte, incluem mais informações prognósticas.

REFERÊNCIAS

1. Wilson DF, Jiang DJ , Pierce AM, Wiebkin OW. Cancro oral: Papel da membrana basal na invasão. Aust Dent J. 1999 ; 44(2):93-7.

2. Koizumi A, Fifita SF & Kuyama K. Determinação de marcadores histoquímicos para invasões de carcinoma de células escamosas oral. Rom J Morphol Embryol 2008:7(2):98-106

3. Paulsson M. Proteínas da membrana basal: estrutura, montagem e interações celulares. Crit. Rev. Biochem. Mol. Biol. 1992; 27(1-2): 93-127

4. Noonan DM, Fulle A, Valente P, Cai S, Horigan E, Sasaki M, Yamada Y, et al. A sequência completa de perlecan, um proteoglicano de sulfato de heparano da membrana basal, revela uma grande semelhança com a cadeia A da laminina, o recetor de lipoproteínas de baixa densidade e a molécula de adesão de células neurais. J. Biol. Chem. 1991 ;266 (34): 22939-47.

5. Liotta LA, Tryggvason K, Garbisa S, Hart I, Foltz CM, Shafie S. Metastatic potential correlates with enzymatic degradation of basement membrane collagen. Nature. 1980.6;284(5751):67-8

6. Kubota Y, Kleinman HK, Martin GR, Lawley TJ. Papel da laminina e da membrana basal na diferenciação morfológica das células endoteliais humanas em estruturas semelhantes a capilares. J. Cell Biol. 1988 ; 107 (4): 1589-98.

7. Kalluri R. Basement Membranes: Structure,Assembly and role in tumor Angiogenesis. Nat Rev Cancer 2003; 3(6): 422-33

8. Van Agtmael T, Bruckner-Tuderman L., Basement membranes and human disease (Membranas basais e doenças humanas). Cell TissueRes. 2010; 339: 167-18

9. Paulsson M. Basement membrane proteins: structure, assembly, and cellular interaction (Proteínas

da membrana basal: estrutura, montagem e interação celular). CritRevBiochemMolBiol. 1992;27: 93-127.

10. Schittny JC, Yurchenco PD. Basement membranes: molecular organization and function in development and disease. Curr Opin Cell Biol. 1989 ;l(5):983-8.

11. Vracko R. Significance ofbasal lamina for regeneration of injured lung. Virchows Arch A Pathol Pathol Anat. 1972;355(3):264-74.

12. Vracko R, Strandness DE Jr. Basal lamina of abdominal skeletal muscle capillaries in diabetics andnondiabetics. Circulation. 1967 ;35(4):690-700

13. Vracko R, Benditt EP. Lâmina basal: o suporte para uma substituição celular ordenada. Observações sobre a regeneração de fibras musculares esqueléticas lesionadas e capilares. JCellBiol. 1972;55(2):406-19.

14. Vracko R, Benditt EP. Espessamento da lâmina basal capilar. A sua relação com a morte e substituição de células endoteliais. J. Cell Biol 1990; 47:281-285

15. Vracko R. Basal lamina scaffold-anatomy and significance for maintenance of orderly tissue structure. Am J Pathol. Nov 1974; 77(2): 313-346

16. Ruben GC, Yurchenco PD. Replicação de platino-carbono de alta resolução da membrana basal liofilizada. Microsc Res Tech. 1994;28(l):13-28.

17. Prockop, D. J. & Kivirikko, K. I. Colágenos: biologia molecular, doenças e potencialidades para a terapia. AnnuRevBiochem. 1995;64:403-34.

18. Timpl R. Structure and biological activities ofbasementmembrane proteins. EurJBiochem. 1989 ;180(3):487-502.

19. Timpl R. Recent advances in the biochemistry of glomerular basement membrane (Avanços recentes na bioquímica da membrana basal glomerular). Kidney Int. 1986 ;30(3):293-8.

20. Paulsson M. Basement membrane proteins: structure, assembly, and cellular interaction (Proteínas da membrana basal: estrutura, montagem e interação celular). CritRevBiochemMolBiol. 1992;27(l-2):93-127.

21. Schittny JC, Yurchenco P, Aumailley M, Timpl R. Attachment of cells to basement membrane collagen type IV. J Cell Biol. 1 de outubro de 1986; 103(4): 1569-1575.

22. Yurchenco PD, Smirnov S, Mathus T. Analysis of basement membrane self assembly and cellular interactions with native and recombinant glycoproteins. Methods Cell Biol. 2002;69:111-44.

23. Yurchenco PD, O'Rear JJ. Montagem da lâmina basal. Curr Opin Cell Biol. 1994 ;6(5):674-81.

24. Yurchenco PD, O'Rear JJ. Montagem da membrana basal. Methods Enzymol 1994;245: 489-518.

25. Yurchenco PD, Schittny JC. Arquitetura molecular das membranas basais. FASEB J. 1990;4(6):1577-90.

26. Cheng YS, Champliaud MF, Burgeson RE, Marinkovich MP, Yurchenco PD. Self-assembly of laminin isoforms. J Biol Chem. 1997;12:272(50):31525-32.

27. Hudson BG, Reeders ST, Tryggvason K. Colagénio tipo IV: estrutura, organização genética e papel nas doenças humanas. Base molecular das síndromes de Goodpasture e Alport e da leiomiomatose difusa. J Biol Chem. 1993;268(35):26033-6.

28. Colognato H, Yurchenco PD. Forma e função: a família de heterotrimeros da laminina. DevDyn. 2000;218(2):213-34.

29. Kalluri R. Descoberta de domínios não colagénicos do colagénio tipo IV como novos ligandos de integrinas e inibidores da angiogénese. Cold Spring Harb Symp QuantBiol. 2002;67:255-66.

30. Yurchenco PD, Ruben GC... Basement membrane structure in situ: evidence for lateral associations in the type IV collagen network. J Cell Biol. 1987 Dec;105(6Ptl):2559-68.

31. TimplR,BrownJC... Montagem supramolecular de membranas basais. Bioessays. 1996;18(2):123-32.

32. Hohenester E[1] , Yurchenco PD.Laminins na montagem da membrana basal. Cell AdhMigr. 2013;7(l):56-63.

33. Wilson DF, Jiang DJ, Pierce AM, Wiebkin OW. Cancro oral: Papel da membrana basal na invasão. Aust Dent J. 1999 Jun;44(2):93-7.

34. Miner JH, Li C. A glomerulogénese defeituosa na ausência de laminina alfa5 demonstra um papel de desenvolvimento para a membrana basal glomerular do rim. DevBiol 2000;217: 278-89

35. Schinty JC, Yurchenco PD. Basement memebrane molecular organosation and function in development and disease. Curr Opin Cell Biol. 1989;1(5):983- 8.

36. Timpi R. Structure and biological activity ofbasement membrane proteins. EurJBiochem 1989; 180:487-502

37. Brazel D, Pollner R, Kuhn K. Membrana basal humana do colagénio Iv. A sequência de aminoácidos da cadeia a2(IV) e a sua comparação com a cadeia al(IV) revelam a existência de delecções na cadeia al(IV). EurJ Biochem 1988; 172: 35-42.

38. Siebold B, Deutzmann R, Kohn K. The arrangement of intra and intermolecular disulfide bonds in the carboxyterminal, non-collagenous aggregation and cross- linking domain of basement membrane

type IV collagen. EurJBiochem 1988; 176:617-624

39. Yurchenco PD, Ruben GC. Associações laterais de colagénio tipo IV na matriz tumoral do EHS: comparação com redes amnióticas e in vitro. Am J Pathol 1988; 132: 278-291

40. Aumailley M, Smyth N. The role of laminins in basement membrane function (O papel das lamininas na função da membrana basal). J Anat. 1998 Jul;193 (Pt 1):1-21.

41. Koizumi A, Fifita SF & Kuyama K. Determinação de marcadores histoquímicos para invasões de carcinoma de células escamosas oral. Rom J Morphol Embryol 2008:7(2):98-106

42. Hammond SM. Micro RNAs como oncogenes. Curr Opin Genet Dev 2006; 16: 4-9

43. Koshy AV, Rao NN, Kamat SS et al. Expressão da matriz extracelular - Laminina no carcinoma de células escamosas oral: Um estudo imunohistoquímico. J contempDentPract2012;13(2) : 194-200

44. Chung AE, Freeman IL, Bragininski JE. Biochem Biophys Res Commun 1997;79:859. Citado em wewer UM, Engwall E. Laminins methods in Enzymology 1994; 245:85

45. Timpl R, Rohde H. Laminin- a Glycoprotein from the basement membrane, J boil chem. 1979;254: 9933-37

46. Marry JC, Stingl G, Kleinmann HK, Martin GR, Katz SI. As células epidérmicas aderem preferencialmente ao colagénio do tipo IV (membrana basal). J cell Biol 1979; 80:197-202

47. Terranova VP, Rohrbranch D, Martin GR. Role of laminin the attachment of Pam 212 (Epidermoid cell to basement membrane). Colagénio 1980; 22:719.

48. Timpl R, Wiedemann H, van Delden V, Furthmayr H, Kushn K. Um modelo de rede para a organização das moléculas de colagénio de tipo IV nas membranas basais. European Journal of

Biochemistry 1981;120:203-11.

49. Yurchenco PD, Schittny JC. Arquitetura molecular das membranas basais. FASEB Journal 1990; 4:1577-1590.

50. Muramatsu T. Reduced Expression of Syndecan-1 in Oral Cancer, Oral Cancer, Dr. Kalu U. E. Ogbureke (Ed.), ISBN: 978-953-51-0228-1.

51. Hayashi K, Hayashi M, Jalkanen M, Firestone JH, Trelstad RL, Bernfield M. Immunocytochemistry of cell surface heparan sulfate proteoglycan in mouse tissues. Um estudo de microscopia de luz e eletrónica. J Histochem Cytochem 1987;35(10):1079-88.

52. Inki P, Stenback F, Talve L, Jalkanen M. Localização imunohistoquímica do sindecan em tumores cutâneos de ratinho induzidos por irradiação UV. Perda de expressão associada à transformação maligna. Am J Pathol 1991; 139(6):1333-40.

53. Inki P, Joensuu H, Grenman R, Klemi P, Jalkanen M. Association between syndecan-1 expression and clinical outcome in squamous cell carcinoma of the head and neck. Br J Cance 1994; 70(2):319-23.

54. Sanderson RD, Hinkes MT, Bernfield M. Syndecan-1, um proteoglicano de superfície celular, muda de tamanho e abundância quando os queratinócitos se estratificam. J InvestDermatol 1992;99(4):390-6.

55. Sanderson RD, Lalor P, Bernfield M . Os linfócitos B expressam e perdem syndecan em fases específicas de diferenciação. Cell Regul 1989; 1(1):27-35.

56. Sebestyen A, Berczi L, Mihalik R, Paku S, Matolcsy A, Kopper L. Syndecan-

1 (CD138) em linfomas não Hodgkin humanos. Br J Haematol 1999;104(2):412-9.

57. David G, Bai XM, Van der Schueren B, Marynen P, Cassiman JJ, Van den Berghe H . Alterações espaciais e temporais na expressão de fibroglicano (syndecan-2) durante o desenvolvimento embrionário do rato. Development 1993;119(3):841-54.

58. Gattei V, Godeas C, Degan M, Rossi FM, Aldinucci D, Pinto A . Caracterização de anticorpos monoclonais anti-CD138 como ferramentas para investigar o polimorfismo molecular do sindecan-1 em células de linfoma humano. Br J Haematol 1999;104(l):152-62.

59. Vainio S, Jalkanen M, Vaahtokari A, Sahiberg C, Mali M, Bernfield M, Thesleff I . A expressão do gene syndecan é induzida precocemente, é transitória e está correlacionada com alterações na proliferação de células mesenquimatosas durante a organogénese dentária. DevBioll991; 147(2):322-33.

60. Thesleff I, Vaahtokari A, Vainio S, Jowett A . Mecanismos moleculares das interações entre células e tecidos durante o desenvolvimento precoce dos dentes. Anat Rec 1996; 245(2):151-61.

61. Barry L. Ziober, Sol S. Silverman, Jr e Randall H. Kramer, Adhesive Mechanisms Regulating Invasion and Metastasis in Oral CancerCROBM 2001; 12: 499

62. Scanlon CS, Van Tubergen EA, Inglehart RC, D'Silva NJ. Biomarcadores da transição epitelial-mesenquimal no carcinoma de células escamosas.J Dent Res. 2013Feb;92(2):114-21

63. Zeisberg M, Neilson EG . Biomarcadores para as transições epitelial-mesenquimal.

J Clin Invest 2009;119:1429-1437

64. Wu H, Lotan R, Menter D, Lippman SM, Xu XC . A expressão da E-caderina está associada à diferenciação escamosa em carcinomas de células escamosas. AnticancerRes 2000; 20:1385-1390.

65. Calmon MF, Colombo J, Carvalho F, Souza FP, Filho JF, Fukuyama EE, et al.. Perfil de metilação

dos genes CDKN2A (pl4 e pl6), DAPK1, CDH1 e ADAM23 no câncer de cabeça e pescoço. Cancer Genet Cytogenet 2007;173:31-37.

66. Dikshit RP, Gillio-Tos A, Brennan P, De Marco L, Fiano V, Martinez- Penuela JM, et al. Hipermetilação, factores de risco, caraterísticas clínicas e sobrevivência em 235 pacientes com cancros da laringe e da hipofaringe. Cancro 2007;110:1745-1751.

67. Zhao Z, Ge J, Sun Y, Tian L, Lu J, Liu M, et al. Is E-cadherin immunoexpression a prognostic fator for head and neck squamous cell carcinoma(HNSCC) A systematic review and meta-analysis. Oral Oncol2012; 48:761

68. Eriksen JG, Steiniche T, Overgaard J . O papel do recetor do fator de crescimento epidérmico e da E-caderina no resultado da redução do tempo de tratamento global da radioterapia do carcinoma de células escamosas da laringe supraglótica. Ata Oncol 2005;44:50-58.

69. Nguyen PT, Kudo Y, Yoshida M, Kamata N, Ogawa I, Takata T.N-cadherin expression is involved in malignant behavior of head and neck cancer in relation to epithelial-mesenchymal transition. Histol Histopathol 2011; 26:147-156.

70. Islam S, Thomas E C, Gregory T W, Margret J, at al. Expression of N- Cadherin by human squamous cells induces a scattered fibroblasic phenotype withdisruptedcell-celladhesion. J CellBiol. 1996Dec;135(6 Pt l):1643-54.

71. fSiausi N. Tumor suppressor gene E-cadherin and its role in normal and malignant cells. Cancer Cell Int. 2003 Oct 14;3(1):17.

72. Hohenester E, Yurchenco PD... Lamininas na montagem da membrana basal.Cell AdhMigr. 2013 Jan-Fev;7(l):56-63

73. lozzo RV. Proteoglicanos da membrana basal: da cave ao teto. Nat Rev Mol Cell Biol 2005; 6: 646-56

74. Carlin B, Jaffe R , Bender B e Chung AE. J Biol Chem 1981;256,5209- 5214

75. Ho MS, Bose K, Mokkapati S, Nischt R, Smyth N. Nidogens-extracellular matrix linker molecules. Microsc Res Tech 2008; 71:387-395

76. Gerl M, Mann K, Aumailley M, Timpl R . Localização de um importante sítio de ligação de nidogénio no domínio III da cadeia B2 da laminina. Eur J Biochem 1991; 202:167-174

77. Kang SH, Kramer JM .Nidogen não é essencial e não é necessário para a localização normal do colagénio de tipo IV em Caenorhabditis elegans. Mol Biol Cell 2000; 11:3911-3923

78. Kim S, Wadsworth WG . Posicionamento de nervos longitudinais em C. elegans por nidogénio. Ciência 2000; 288:150-154

79. Willem M, Miosge N, Halfter W, Smyth N, Jannetti I, Burghart E, et al. A ablação específica do local de ligação do nidogénio na cadeia gamal da laminina interfere com o desenvolvimento dos rins e dos pulmões. Desenvolvimento 2002;129:2711 - 2722

80. lozzo RV. Proteoglicanos da membrana basal: da cave ao teto. Nat Rev Mol Cell Biol 2005;6:646-656

81. Schafer L, Schafer R .Proteoglicanos. Investigação de tecidos celulares 2009; 339:167-188

82. lozzo RV, Cohen IR, Grassel S , Murdoch AD. The biology of perlecan: the multifaceted heparan sulphate proteoglycan basement memberanes and pericellular matrixes. Biochem J 1994; 302 : 625-39

83. Murdoch AD, Liu B, Schwarting R, Thun RS , Lozzo RV. Expressão alargada de proteoglicanos de perlecano na membrana basal e nas matrizes extracelulares de tecido humano, detectada por um novo anticorpo mononuclear contra o domínio III e por hibridação in situ. J Histochem Cytochem 1994; 42: 239-49

84. Cheng J, Saku T, Okabe H, Furthmayur H. Membranas basais no carcinoma adenoide cístico. Um estudo imunohistoquímico. Cancer 1992; 69: 2631 40

85. Murata M, hara K, Saku T. Distribuição dinâmica do fator de crescimento dos fibroblastos básicos durante a formação de epúlides: um estudo imunohistoquímico num processo de cicatrização melhorado da gengiva. J Oral Pathol Med 2009; 26: 22432

86. Okadu K, Murata M, Sugimoto M, Et al. O TGF-[31 influencia a cicatrização precoce de feridas gengivais em ratos: uma avaliação imunohistoquímica da remodelação do estroma por moléculas da matriz extracelular e PCNA. J Oral Pathol Med 1998; 27 : 463-9

87. Yonimochi H, Noda T, Saku T. Lesões hamartomatosas pericoronais nos opérculos dos dentes com atraso na erupção: um estudo imunohistoquímico da matriz extracelular. J Oral pathol Med 1998; 27 : 441-52

88. Ohtani H, Nakamura S, watanabe Y, Mizoi T, Nagura H. Localização histoquímica do fator de crescimento de fibroblastos básicos em carcinomas e lesões inflamatórias do trato digestivo humano. Laboratory Invest 1993; 68 : 520-7

89. Sabit H, Tsuneyama K, Shimonishi T. Expressão reforçada de proteoglicanos de sulfato de heparano do tipo membrana basal no estroma fibro-mixoide do colangiocarcinoma intra-hepático. Pathol int 2001; 51 : 248-56

90. Kimura S, Cheng J, Ida H, Hao N, Fujimori Y, Saku T. Expressão do gene Perlecan (Heparan

sulfato proteoglicano) reflectida na arquitetura histológica caraterística do carcinoma adenoide quístico salivar. Vichows Arch 2000; 437: 122-8

91. Ida-Yonemochi H, Ikarashi T, Nagata M, Hoshina H, Takagi R, Saku T. Os proteoglicanos de sulfato de heparan do tipo membrana basal (perlecan) em ameloblastomas: a sua localização intercelular em focos semelhantes ao retículo de Stellete e a biossíntese por células tumorais em cultura. Virchows arch 2002; 441: 165-73

92. Terue I, Hiroko IY, Kazufumi O, Jun C, Takashi S. A expressão intraepitelial de perlecan, um proteoglicano de sulfato de heparano do tipo membrana basal, reflecte alterações displásicas do epitélio da mucosa oral. J Oral Pathol Med. 2004; 33: 87-95

93. Hay ED. In, Cell biology of the extracellular matrix. 2nd ed. Nova Iorque: PlenumPress, 1981.

94. Ozello L, Speer FD. The mucopolysaccharides in normal and diseased breast: their distribution and clinical significance. Am J Clin Pathol 1958;34:993- 1009.

95. Tarin D. Sequential electron microscopical study ofexperimental mouse skin carcinogenesis. IntJ Cancer; 1967;(2):195.

96. Sugar J. Ultrastructural and histochemical changes during development of cancer in various human organs. In: Tarin D, ed. Tissue interactions in carcinogenesis (Interações entre tecidos na carcinogénese). London: AcademicPress, 1972:127-59.

97. Gould VE, Battifora H. Origin and significance of the basal lamina and some interstitial fibrillar components in epithelial neoplasms. Pathol Annu 1976;11:353-86.

98. Gould VE, Miller J, Jao W. Ultrastructure of medullary, intraductal, tubular and adenocystic breast carcinomas: comparative patterns of myoepithelial differentiation and basal lamina formation. Am J Pathol 1975; 78: 401-7.

99. Bosman FT, Havenith M, Cleutjens JPM. As membranas basais no cancro. UltrastructPathol 1985;8: 291-304

100.Hessle H, Sakai LY, Hollister DW, Burgeson RE, Engvall E. Diversidade da membrana basal detectada por anticorpos monoclonais. Differentiation 1984;26:49-54.

101.Hall PA, Scott RJ, Steam PM, d'Ardenne AJ. Immunohistological analysis of tissue distribution of the lymphocyte activation panel. In: McMichael AJ, ed. Leucocyte typing III. Antigénios de diferenciação dos glóbulos brancos. Oxford: Oxford University Press, 1987:565-8.

1 02.Sainte-Marie G. A paraffin embedding technique for studies employing immunofluorescence. J Histochem Cytochem 1962;10:250-6.

103.Burns J, Dixon AJ, Woods JC. Immunoperoxidase localisation of fibronectin in glomeruli of formalin fixed paraffin processed renal tissue. Histochemistry 1980;67:73-8.

104. Kirkpatrick P, d'Ardenne AJ. The effects of fixation and enzymatic digestion on the immunohistochemical demonstration of laminin and fibronectin in paraffin embedded tissue. J Clin Pathol 1984;37:639-44.

105. Kalluri R. Basement membranes: structure, assembly and role in tumour angiogenesis (Membranas basais: estrutura, montagem e papel na angiogénese tumoral). Nat. Rev. Cancer 2003;3: 422 433

106. Erickson AC, Couchman JR. Ainda mais complexidade nas membranas basais dos mamíferos. J. Histochem. Cytochem 2007; 48, 1291 1306

107.Jimenez-Mallebrera C, Brown SC, Sewry CA, Muntoni F. Distrofia muscular congénita: aspectos moleculares e celulares. Cell Mol Life Sci 2005; 62: 809-23

108. Hutter H. et al. Conservation and novelty in the evolution of

genes de adesão celular e de matriz extracelular. Ciência 2005; 287, 989 994

109. Pantel K, Brakenhoff RH. Dissecando a cascata metastática. Nat Rev Cancer 2004; 4, 448- 456

110. Chambers AF, et al. Disseminação e crescimento de células cancerígenas em

sítios. Nat. Rev. Cancer 2002; 2, 563 572-

111. Hanahan D, Weinberg RA. The hallmarks of cancer. Célula 2002; 100, 57 70

112. Condeelis J, Segall JE. Imagiologia intravital do movimento celular em tumores.

Nat. Rev. Cancer 2003; 3,921 930-

113. Duc-Goiran P, et al. Embryo-maternal interactions at the implantation site:

um equilíbrio delicado. Eur J Obstec Gynecol Reprod Biol 1999; 83, 85-

100

114. Hughes SM, Blau HM, Migration of myoblasts across basal lamina during skeletal muscle development (Migração de mioblastos através da lâmina basal durante o desenvolvimento do músculo esquelético). Nature 1990; 345, 350 353 -

115. Poelmann RE, et al. A matriz extracelular durante a formação da crista neural

e migração em embriões de rato. Anat. Embryol 1990 182, 29 39 -

116. Pepper, M.S. (1997) Manipulating angiogenesis. Da ciência básica à beira do leito. Arterioscler. Thromb. Vase. Biol. 17, 605 61-9

117. Paku, S. and Paweletz, N. First steps of tumor-related mangiogenesis.

Lab Invest 1991; 65, 334 346

118. Yadav R, et al. Migration of leukocytes through the vessel wall and beyond (Migração de leucócitos através da parede do vaso e para além dela). ThrombHaemost2003;90, 598- 606

119. Sherwood DR. Invasão celular através das membranas basais: uma âncora de compreensão. Tendências em Biologia Celular 2006 maio ;16:5,250-6

120. Hagedorn H, Schreiner M, Wiest I, Teubel J, Schleicher ED, Nerlich AG .Defeito da membrana basal em carcinomas da laringe com perda heterogénea de componentes distintos. Hum Pathol 1998; 29:447-454

121. Tosios KI, Kapranos N, Papanicolaou SI. A perda dos componentes da membrana basal, laminina e colagénio de tipo IV, acompanha a progressão da neoplasia epitelial oral. Histopatologia 1998; 33:261-268.

122. Koshy AV, Rao NN, Kamat SS et al. Expressão da matriz extracelular - Laminina no carcinoma de células escamosas oral: Um estudo imunohistoquímico. J contemp Dent Pract 2012;13(2): 194-200

123. Dorta RG, Landman G, Kowalski LP, Lauris JR, Latorre MR, Oliveira

DT. Eosinofilia tecidular associada ao tumor como fator de prognóstico em carcinomas orais de células escamosas. Histopathology. 2002;41:152 7. -

124. Shruthy R, Sharada P, Swaminathan U, Nagamalini BR. Expressão imunohistoquímica da laminina da membrana basal em graus histológicos de carcinoma espinocelular oral: uma análise semiquantitativa. J Oral Maxillofac Pathol 2013;17: 185-9.

125. Ida- Yonemochi H, Ikarashi T, Nagata M, Hoshina H, Takagi R, Saku T. Os proteoglicanos de sulfato de heparano do tipo membrana basal (perlecan) em ameloblastomas: a sua localização intercelular em focos semelhantes ao retículo de Stellete e a biossíntese por células tumorais em cultura. Virchows arch 2002; 441: 165- 73

126. Terue I, Hiroko IY, Kazufumi O, Jun C, Takashi S. A expressão intraepitelial de perlecan, um proteoglicano de sulfato de heparano do tipo membrana basal, reflecte alterações displásicas do epitélio da mucosa oral. J Oral Pathol Med. 2004; 33: 87-95

127. Mikani S, Ohashi T, et al. Perda de syndecan-1 e aumento da expressão de heparanase em carcinomas esofágicos invasivos. Jpn J Cancer Res 2001; 92: 1062-73.

128. Watt FM. Role of integrins in regulating epidermal adhesion, growth and differentiation (Papel das integrinas na regulação da adesão, crescimento e diferenciação epidérmica). EMBO J 2002; 21: 3919-26

129. Rauschayr T, Groves RW, Kupper TS. A expressão de queratinócitos do recetor de interlucina 1 do tipo 2 medeia a inibição local e específica da inflamação mediada pela interlucina 1. Proc Natl Acad Sci USA 1997; 94: 5814-9

130. Fujiwara Y, Higuchi K, Takashima T, et al. Aumento da expressão dos receptores do fator de crescimento epidérmico na hiperplasia das células basais do esófago após refluxo esofágico em ratos. Aliment Pharmacol Ther 2002; 16: 52-8.

131. Takenka H, Yasuno H, Kishimoto S. Immunolocalization of fibroblast growth fator receptors in normal and wounded human skin (Imunolocalização dos receptores do fator de crescimento dos fibroblastos na pele humana normal e ferida). Arch Dermatol Res 2002; 331-8.

132. Saku T, Okabe H. Ligação diferencial de lectinas no epitélio normal e pré-canceroso e no carcinoma de células escamosas da mucosa oral. J Oral Pathol Med 1989; 18: 438-45.

133. Saku T, Shibata Y, Koyama Z, Cheng J, Okabe H, Teh Y. Histoquímica de lectinas em lesões de mandíbula quística: um ácido para um diagnóstico diferente entre ameloblastoma quístico e quistos odontogénicos. J Oral Pathol Med 1991; 20: 108-13.

134. Dunlevy JR, Hassell JR. Heparan sulphate proteoglycans in basement membrane. Perlecan, Agrin e Colagénio XVII. Em lozzo RV, ed. Proteoglycans structure, biology, and molecular interactions. New York: Marcel Dekkar, Inc, 2000; 275-307.

135. Saika S, Kawashimra Y, et al. Análise imunohistoquímica e ultra-estrutural do epitélio displásico da superfície ocular humana: membrana basal e filamento intermédio. Coenae 1999; 18 : 343-52.

136. White FH, Gohari K. Alterações no volume do espaço intercelular entre as células epiteliais da bolsa da bochecha do harmster: estudos quantitativos de tecidos normais e tratados com carcinogéneos. J Oral pathol 1984; 13: 244-54.

137. Kocher O, Amaudruz M, Schindler AM, Gabbiani G. Desmossomas e junções comunicantes em condições pré-carcinomatosas e carcinomatosas de epitélios escamosos. Um estudo morfométrico e de microscopia eletrónica. J Submicrosc Cytol 1981; 13: 267-81.

138. Ida-Yonemochi H. Proteoglicanos de sulfato de heparano do tipo membrana basal em germes dentários de ratos. Jpn J Oral Biol. 2002; 44: 416

139. Takashi Muramatsu . Reduced Expression of Syndecan-1 In Oral Cancer, Oral Cancer, Dr. Kalu U. E. Ogbureke (Ed.), ISBN 2012; 978-953- 51-02281.

140. Inki P, Stenback F, Talve L, Jalkanen M . Localização imunohistoquímica do sindecan em

tumores cutâneos de ratinho induzidos por irradiação UV. Perda de expressão associada à transformação maligna. Am J Pathol 1991; 139(6):1333-40.

141. Inki P, Joensuu H, Grenman R, Klemi P, Jalkanen M. Association between syndecan-1 expression and clinical outcome in squamous cell carcinoma of the head and neck. Br J Cancerl994; 70(2):319-23.

142. Senger DR, Asch BB, Smith BD, Perruzzi CA, Dvorak HF . Um marcador de fosfoproteína segregada para a transformação neoplásica de células epiteliais e fibroblásticas. Nature 1983;

143. Lorena SC, Dorta RG, Landman G, Nonogaki S, Oliveira DT. Análise morfométrica da eosinofilia tecidual associada ao tumor no carcinoma espinocelular oral utilizando diferentes técnicas de coloração. Histol Histopathol.2003;18:709- 13.

144. Senger DR, Perruzzi CA. Marcadores de fosfoproteínas segregadas para transformação neoplásica de células epiteliais e fibroblásticas humanas. Cancer Resl985; 45(11 Pt 2):5818-23.

145. Kurokawa H, Matsumoto S, Murata T, Yamashita Y, Tomoyose T, Zhang M, Fukuyama H, Takahashi T. Estudo imunohistoquímico da regulação negativa do sindecan-1 e da expressão da proteína p53 ou do antigénio Ki-67 na leucoplasia oral com ou sem displasia epitelial. J Oral Pathol Med 2003; 32(9):513-21.

146. Soukka T, Pohjola J, Inki P, Happonen RP. A redução da expressão de syndecan-1 está associada a epitélio oral displásico. J Oral Pathol Med 2003; 29(7):308-13.

147. Muramatsu T, Saitoh M, Ro Y, Uekusa T, Iwamura E, Ohta K, Kohno Y, Abiko Y, Shimono M. Inibição da expressão e função do sindecan-1 em células de cancro oral. Oncol Rep2012; 20(6):1353-7.

148. Barry L Ziober, Sol S. Silverman, Jr e Randall H. Kramer, Mecanismos adesivos que regulam a

invasão e a metástase no cancro oralCROBM 2001 12: 499

149. Navarro P, Gomez M, Pizarro A, Gamallo C, Quintanilla M, Cano A . Um papel para a molécula de adesão célula-célula E-caderina durante a progressão tumoral da carcinogénese epidérmica do rato.J Cell Biol 1991;115:517- 533.

150. Bowie GL, Caslin AW, Roland NJ, Field JK, Jones AS, Kinsella AR. Expression of the cell-cell adhesion molecule E-cadherin in squamous cell carcinoma of the head and neck. Clin Otolaryngol 1993;18:196-201.

151. Mattijssen V, Peters HM, Schalkwijk L, Manni JJ, van't Hof-Grootenboer B, de Mulder PH, et al. E-cadherin expression in head and neck squamouscell carcinoma is associated with clinical outcome. Int J Cancer 1993;55:580- 585.

152. Sakaki T, Wato M, Kaji R, Mushimoto K, Shirasu R, Tanaka A. Correlação da expressão de E- e P-caderina com o grau de diferenciação e o modo de invasão no carcinoma gengival. Pathol Int 1994; 44:280-286.

153. Andrews NA, Jones AS, Helliwell TR, Kinsella AR . Expressão do complexo de adesão celular E-caderina-catenina em carcinomas primários de células escamosas da cabeça e pescoço e nas suas metástases nodais. Br J Cancer 1997; 75:1474-1480.

154. Schipper JH, Frixen UH, Behrens J, Unger A, Jahnke K, Birchmeier W

. E cadherin expression in squamous cell carcinomas of head and neck: inverse correlation with tumor dedifferentiation and lymph node metastasis. Cancer Res 199151:6328-6337.

155. Islam S, Carey T, Wolf G, Wheelock M, Johnson K . A expressão de N-caderina por células de carcinoma escamoso humano induz um fenótipo fibroblástico disperso com adesão célula-célula

interrompida. J Cell Biol 1996; 135:16431654.

156. Nieman MT, Prudoff RS, Johnson KR, Wheelock MJ . A N-caderina promove a motilidade em células humanas de cancro da mama, independentemente da sua expressão de E-caderina! CellBiol 1999; 147:631-644.

157. Hazan RB, Phillips GR, Qiao RF, Norton L, Aaronson S. Exogenous expression of N-cadherin in breast cancer cells induces cell migration, invasion, and metastasis. J Cell Biol 2000148:779-790.

158. Yamada KM, Geiger B . Interações moleculares em complexos de adesão celular. Curr Opin Cell Biol 1997; 9:76-85.

159. Gumbiner BM . Regulação da atividade adesiva das caderinas. J Cell Biol 2002; 148:399-403.

160. Morris NP, Keene DR, Glanville RW, Bentz H, burgeson RE: A forma tecidular do colagénio de tipo VII é um dímero antiparalelo. J Biol Chem 1986; 261:5638- 5644.

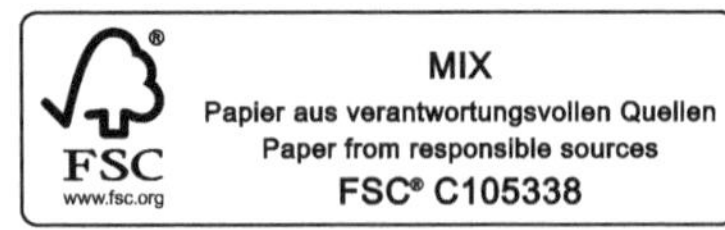

Printed by Books on Demand GmbH, Norderstedt / Germany